COCINA CON FLORES
© Adolfo Pérez Agustí (2019)

COCINA CON FLORES

edicionesmasters@gmail.com

Que la comida debe entrar por los ojos y la nariz antes que por la boca es algo bien sabido, siendo estos dos factores los más cuidados por los buenos cocineros. Hasta tal punto es así que la presentación visual de un menú y el aroma que llega hasta lugares lejanos, son los que diferencian una comida de categoría de una simple mesa campera. El entorno también influye, ¡qué duda cabe!, ya que unos compañeros de mesa agradables son en ocasiones el aliciente que necesitábamos, lo mismo que el elegante mantel, la cubertería y la imprescindible limpieza. Después está la comida misma, con el aroma que es capaz de llegar hasta nuestro sistema límbico y que provoca las primeras secreciones de jugos gástricos. De este aspecto se encargan las especias -antaño la mayor fuente de riqueza para los países productores-, y los diversos condimentos que enriquecen las salsas, carnes y pescados.

Sin embargo, la vista es quizá el ingrediente más importante, hasta el punto en que podemos considerarlo el principal, y para ello basta con mirar el escaparate de un delicatessen, de una marisquería o una pastelería (este último el más sugestivo para la mayoría de las personas): aunque no tengamos hambre en ese momento, resulta difícil resistir la tentación de entrar y comprar aquello que tan atractivamente nos ofrecen.

Y puesto que ya hemos nombrado los dos elementos que más intervienen en que se desarrolle bruscamente un deseo imperioso de comer -la vista y el olfato-, no nos debe extrañar que ahora, cuando los cocineros (llamarles "restauradores" me parece tan cursi que desisto de hacerlo) han alcanzado casi la categoría de personajes públicos de interés colectivo, se busquen nuevas alternativas en los manjares.

La solución ha venido nuevamente de la mano de la naturaleza, con dos ingredientes que existen en abundancia, no excesivamente caros, y que permiten potenciar y mejorar al más soso de los platos. Nos referimos a las algas y las flores, las primeras procedentes de la despensa más abundante del planeta, el mar, y las segundas presentes sin problemas en la mayoría de los hogares y jardines.

De las flores trataremos en este libro (otro hay sobre las algas), no solamente proporcionando recetas fáciles de preparar, sino instruyendo a los consumidores sobre sus beneficios para la salud, pues poco recomendable sería un plato sabroso de comida si nos provocase enfermedades. Las flores comestibles, y esto es algo que el lector debe tener bien claro, son altamente saludables, al mismo tiempo que dan sabor, olor y mejor presencia a cualquier comida.

CAPÍTULO 1

FLORES EN LA COCINA

¿Hay alguien que no haya admirado repetidamente la belleza de una flor? ¿No son acaso las que embellecen a las plantas y árboles? Todo enamorado sabe que cuando una flor y una mujer bella se juntan los propios ángeles deben sentir envidia, y hasta los muertos parecen más tranquilos cuando les rodeamos con ramos de flores.

La Aromaterapia, lo mismo que las Flores de Bach, son una prueba fehaciente de que además de esa belleza y dulzura que poseen las flores, pueden proporcionar al ser humano beneficios incuestionables en su salud, solamente gracias a extraer de ellas su parte etérea más sutil, el aroma rico en aceites esenciales.

También tenemos multitud de plantas medicinales de las cuales brotan al menos una vez al año enriquecedoras flores, y con las cuales la Humanidad lleva miles de años curándose de sus dolencias, siendo normal que podamos encontrar en cualquier herboristería sobres de mil colores en los cuales se mezclan las hojas con las flores. La flor de Saúco, la Manzanilla, la Tila, la Onagra y tantas otras, son ejemplos de cómo los expertos en Medicina Natural llevan utilizando las flores como parte de su arsenal curativo.

Sin embargo, lo extraño es que ahora en occidente se empiece a recomendar su ingestión, siendo una práctica habitual en multitud de países y épocas pasadas. En diversos países de Oriente se usan desde tiempos antiquísimos las flores de rosa, del naranjo y el limón como condimento de deliciosos platos y como ingrediente de confituras.

El uso culinario de las flores no nos debe extrañar ya que, además de aportar un sugestivo sabor y olor a los platos, los hacen más atractivos. Hace miles de años que los seres humanos consumen flores, aunque ello consiste en forma de hortalizas como las alcachofas, brócolis y coliflores, o de condimentos como el azafrán. Las flores también se aprovechan asiduamente en la cocina hindú o la griega, pero lo que llama la atención es el interés que despiertan las flores decorativas en la cocina actual. En la Argentina, un reconocido herborista de la localidad de Tres arroyos está abasteciendo de flores comestibles a importantes hoteles y restaurantes, mientras que en Beijin (antes Pekín) el té de flores (flor de loto, capuchinas, madreselvas, azucenas, crisantemos, rosas y amarantos) se ha convertido en la bebida preferida de los chinos, desplazando a la cerveza, los refrescos o los zumos de frutas. Según un informe de Zhang Dongsheng, de la Sociedad de Ciencias y Tecnologías Alimentarias de China, las flores aportan importantes elementos para la nutrición y la salud.

En los países bañados por el mar Mediterráneo se conoce más el uso culinario de las flores de calabaza y calabacín, bien sea como primer plato, como guarnición, o simplemente rellenas y fritas.

Hay informes que indican que en el Imperio Romano también se usaban flores en la cocina, como antes lo hicieron los chinos, e incluso algunas culturas del Medio Oriente y en la India. Durante el mandato de la Reina Victoria, las flores comestibles fueron muy populares, exportándose esa práctica a Norteamérica y resto de Europa.

La cultura gastronómica mexicana siempre ha destacado por los manjares de flores, aunque con el tiempo se ha ido perdiendo.

Las flores de *jazmín* son muy utilizadas en Indonesia para perfumar platos de pollo y otras aves.

En Europa, las flores se usan básicamente para aromatizar bebidas. En las ensaladas se limitan a decorar, aunque cada vez es más frecuente encontrar mantequillas compuestas que se condimentan con pétalos de flores de *jazmín*, de *naranjo* o de *limonero*.

Las *caléndulas* son muy apreciadas en India, Grecia y algunos países árabes por sus cualidades comestibles. Por su ligero sabor amargo se empleaba, junto con sus hojas, para aromatizar caldos y bebidas.

Los pétalos de *rosas* recién cortados son otra opción, dorados en la sartén sin una gota de aceite y espolvoreados con azúcar hasta quedar escarchados. En países como Argelia o Túnez se emplean para perfumar platos como el cus cus y ciertos guisos de cordero. Su agradable aroma, su belleza y su sabor dulce, las convierten en un atractivo ingrediente.

Las *capuchinas*, unas de las más utilizadas desde antiguo, debido a su sabor algo picante, al principio recibían el nombre de berros de las Indias. Se emplean en ensaladas y combinan muy bien con perejil, estragón y cebolletas.

En Chile se emplean los *pensamientos* para elaborar deliciosas tartas con frutos del bosque (arándanos, cherry´s, frutillas, grosellas, moras).

Las *flores de calabaza*, de sabor delicado y dulzón, son las más habituales en la gastronomía de diversos países como Italia (zuccini) y México, donde se emplea en tamales, tortitas y sopas. Los italianos en cambio las prefieren como relleno de ravioles y croquetas.

En la antigua Grecia las *violetas* eran símbolo de fertilidad. Se la emplea como infusión digestiva, pero es en la cocina donde mejor se aprovecha como elemento decorativo e ingrediente de suave sabor en postres, ensaladas y como relleno para tortillas. Las violetas se pueden comer frescas, secas y confitadas. Es preferible evitar las de color amarillo porque son muy laxantes. Las hojas crudas o cocidas, se suelen usar para espesar sopas.

Algunos detalles antes del uso culinario

1. Es necesaria la identificación apropiada de las flores comestibles. Algunas son muy populares y es difícil equivocarse con ellas. Emplazamos, no obstante, al lector a que mire detenidamente las ilustraciones de este libro que le ayudarán en la identificación.
2. Las flores deben haber sido cultivadas sin pesticidas. Si las cultiva en jardín o huerto no tendrá problemas siempre que no utilice nada más que agua de lluvia o riego, evitando pulverizarlas con productos contra plagas o insectos.
3. Para mejor sabor, use flores frescas.
4. Introduzca despacio las flores nuevas en la dieta para ser capaz de controlar los sabores.
5. Las flores comestibles también pueden ser conservadas en aceites o vinagres.
6. Las flores comestibles deben ser recolectadas al principio del día, evitando aquellas que no están abiertas y las que estén marchitadas o descoloridas. Estas pueden tener un sabor amargo o poco atrayente.

Sus virtudes

Que las plantas constituyen un elemento vital de nuestra existencia es bien sabido, pues de ellas hacemos uso milenario, empleando las semillas, frutos y raíces, sus tallos y tubérculos, sus hojas y cortezas. Algunas de estas especies las consumimos tal y como la naturaleza nos las muestran, aunque otras, como la vainilla o el té, sólo conseguimos hacerlas sabrosas después de elaborados procesos. Toda esta tradición es bien conocida y ya forma parte del mundo culinario, pero hay mucho más a nuestro alrededor que nos puede proporcionar sabores asombrosos, y con esta propiedad destacan las flores comestibles.

En Occidente comienzan a eclosionar como una exquisitez ofrecida por gourmets de prestigio, pero en Oriente son parte de la cocina diaria desde tiempos inmemoriales. El secreto de su éxito es que no sólo proporcionan una variedad de sabores desconocidos y delicados, sino que el aspecto que le otorgan a los platos es vistoso y sorprendente, llegando a parecer auténticas pinturas que, afortunadamente, podemos comer.

De las flores se comen solamente los pétalos, pues el resto, tallos y hojas, suele formar parte de la tradición herbaria a la cual remitimos para aprovechar sus cualidades terapéuticas. Recomendamos sacarles el pistilo y la pequeña fracción blanca (amarga) que tienen pegada a la corola, aunque violas y violetas sí pueden consumirse enteras. La mayoría de ellas se comen crudas, en ensaladas de frutas o de verduras, pero también existen otras que agradecen y soportan la cocción, ideales para guisos y sopas.

Precauciones

Si bien la variedad de flores existentes es enorme, sólo una pequeña fracción de ellas es comestible; la mayor parte no lo son por su sabor y muchas son venenosas. Por esto, no se debe consumir cualquier especie sin contar con información. Por ejemplo, en algunos países se vende el falso azafrán (Carthanus tinctorius) como un sustituto del caro y escaso azafrán verdadero (Crocus sativus). Pero aunque su precio es menor, no sustituye al azafrán: es una planta tintórea, no comestible, y el color que producen sus flores es adecuado para teñir fibras, tejidos y papeles, pero no como alimento. Lo mejor es no arriesgarse: la selección que hemos realizado es tan amplia que podrá satisfacer a personas de todos los gustos.
Es importante quitarles el pistilo para evitar alergias al polen. Use sólo los pétalos.

Cuidados básicos

Para las flores comestibles se debe aplicar el principio básico de la huerta ecológica, es decir, nada de productos químicos.
Todos los fungicidas, insecticidas, herbicidas y acaricidas de uso habitual en el jardín están estrictamente prohibidos en plantas que van a ser consumidas, sea crudas o cocidas. En otras palabras, las flores comestibles sólo lo serán si las cultivamos bajo las condiciones adecuadas. Sin embargo, usted deberá confiar en las bolsas que venden en los supermercados de prestigio, pues han pasado ya los adecuados controles de sanidad. Si el envase asegura que son comestibles, no lo dude.
A nivel doméstico las cultivaremos a partir de semillas o esquejes procedentes de plantas que

sepamos con certeza que no han sido tratadas con productos químicos. Si se presentan plagas o enfermedades sólo podremos controlarlas por medio de los métodos orgánicos adecuados que eviten la contaminación química de esos alimentos.

Tacto: Es importante emplear solamente las manos para trabajar la tierra mientras se planta una semilla, se corta un clavel o se arregla un ramo de margaritas. Si emplea algún utensilio, cuidado que no esté oxidado.

Olfato: Sus delicados aromas le indicarán si están sanas y adecuadas para el consumo.

Lenguaje: Ningún experto florista duda ya que las plantas —y en especial las flores- tienen sentimientos. Háblelas con frecuencia, especialmente cuando no se desarrollen adecuadamente.

Gusto: Usted será el primer gourmet, así que pruébelas para asegurarse que el sabor el óptimo. Si es agradable, aún lo será más cuando las mezcle con los alimentos.

El sabor

¿A qué saben las flores? Cada una posee su sabor peculiar, lo mismo que las especias aromáticas presentes en nuestra cocina, como el orégano, la albahaca, la menta, pero al igual que estas, no están para comerlas en solitario, sino para adornar y resaltar a un buen plato. Una ensalada de rosas, por ejemplo, con aceite y vinagre, parece poco adecuada, pero cuando las mezclamos con otras verduras todo cambia. ¿Se comería usted acaso una ensalada elaborada solamente con hierbabuena o eneldo? Indudablemente no; pues con las flores debe hacer lo mismo.

Aunque comer flores ha sido motivo más de risa que de prestigio, en los últimos años, los jefes de cocina, en la búsqueda de nuevas texturas que ofrezcan sensaciones diferentes, las han empezado a introducir y con ellos el resto de las personas. La pregunta que un día se hicieron es que si tan atractivas son para nuestros sentidos ¿por qué no pueden formar parte cotidiana de nuestros alimentos? Pocos hogares hay que no tengan macetas, aunque hasta ahora nadie les haya dicho que lo mejor no es mirarlas y olerlas, sino comerlas; o todo junto, por el debido orden.

Elegir las mejores

La lista de flores comestibles es muy amplia, ya que además de *rosas* o las conocidas flores amarillas de ribetes verdes de calabacín, se pueden utilizar los pétalos de *claveles, malvas, azahar, lavanda, pensamientos, jazmín, crisantemos, gladiolos, violetas, amapolas* o las pequeñas flores blancas de la *salvia.*
También es importante destacar la gran riqueza en nutrientes, especialmente vitaminas, minerales, agua, oligoelementos, proteínas y, de manera especial, los aceites esenciales (los causantes de su aroma) que les confieren propiedades únicas.

La flor del *calabacín*, de textura tan delicada que casi se deshace en la boca, tiene gusto dulzón y para muchos a pipa de girasol. Conocida por su nombre italiano "zuccini", es la más utilizada en la gastronomía mexicana e italiana. También se puede encontrar en platos italianos como los raviolis o rellenas de mozzarella en rebozado crujiente, lo mismo que puede destacar en una ensalada fresca con fondo de crema de mango, una mezcla de lechuga, pétalos de flores diversas y láminas de manzanas reinetas regadas con una vinagreta con miel. Por su sabor delicado se utilizan en Italia como relleno de croquetas; en tortitas, burritos y sopas en México; rellenas fritas, al horno y en ensaladas crudas en España.

En México, donde existe una larga tradición de la cultura indígena de utilizar flores en los guisos, y ahora casi desaparecida, aún es fácil encontrar quesadillas con flor de calabacín o un burrito con vegetales en el que esta flor da un contraste dulzón y de fina textura entre trocitos de calabacín y pimientos. En este país, además se utiliza el jugoso y apretado ramo de flor de calabaza en tortitas, sopas, tamales o quesadillas.

Los *pétalos de rosas*, con su profundo aroma, sabor astringente y algo ácido, se convierten en el plato en un bocado vistoso adecuado para una cena de enamorados, tal y como se describe en el filme "Como agua para chocolate", en donde Gertrudis saborea con su amado codornices con pétalos de rosas. No obstante, se puede optar por platos más simples, igual de sugerentes, como la pasta fresca rellena de *salvia* y *rosas*, salteada con ajo y setas. Y como los pétalos de las rosas y la besamel hacen muy buena pareja, se podrán utilizar para preparar pequeñas croquetas o en rellenos de verduras. Igualmente podremos incorporarlos como delicados tropezones de una sopa, aunque para ello hay que dejarlos secar durante un mes envueltas en papel blanco absorbente (de estraza), o escarchados para realzar un postre. Para ello sólo se necesita humedecer los pétalos en clara de huevo, espolvorearlos con azúcar y dejarlos secar durante tres días.

La flor de *azahar* no por más pequeña es más débil en aroma o en sabor, del que destaca sobre todo su sabor a melaza, que la hacen ideal para postres y helados, aunque también puede ser interesante para salsas de contraste salado-dulce que acompañen carnes o pescados. La gastronomía china tiene muchos platos de este tipo.

Con un sabor más intenso, la *lavanda* puede también ser un ingrediente curioso para los postres y con muy pocos pétalos, pues el exceso destrozaría el plato. Podría entrar en siropes para acompañar chocolates negros o blancos.

La flor de la *amapola*, empleada frecuentemente en salsas de postres, complementa a la perfección con pasteles de queso de oveja. Se han de cocer los pétalos de amapola fresca con agua, azúcar moreno y zumo de limón que después se trituran para hacer de todos sus ingredientes una salsa homogénea.

El cordero lechal suele quedar especialmente sabroso si lo cortamos en tacos y adobamos con aceite de ajo, orégano y vino blanco, colocándolo en brocheta (varillas) sobre una base de verduras y cociendo a fuego lento *malvas* secas en vinagre y miel.

Para las carnes, el *jazmín* es un aporte siempre adecuado, aunque también se puede ligar con salsas para platos de carne a la brasa o en otros de pollo asado.

Las ensaladas de pétalos de *crisantemo* o de *magnolia*, flores de *jazmín* y de *hibisco* son ideales como guarnición de las aves y los pescados.

La flor de *menta,* de *tomillo* o de cebollino combinan estupendamente con el pescado.

Las *violetas* combinan especialmente bien con las endibias y como relleno para tortillas. De sabor suave y delicado, se pueden consumir frescas, secas y confitadas.
En la antigua Grecia eran símbolo de fertilidad, aunque ahora se las emplea más como infusión digestiva, y en la cocina se aprovechan como elemento decorativo e ingrediente de suave sabor en postres, ensaladas y como relleno para tortillas. Se pueden comer frescas, secas y confitadas. Las hojas, crudas o cocidas, pueden usarse para espesar sopas.

La flor de *lavanda* puede añadirse al conejo, al pollo y al arroz, así como emplearla para elaborar dulces y helados. También se utilizan tanto para perfumar como para añadir a cremas y ensaladas, aportando un color celeste pálido y un sabor algo picante.

Es muy conocido el dulce de las *rosas mosquetas* y *violetas,* que ya fueron utilizadas hace muchos años por pasteleros franceses creando unos caramelos de violetas confitadas que suelen venderse en pequeños envases de lata o vidrio. En algunas chocolaterías tienen unos bombones con rosas o violetas confitadas por encima.

Las flores de hierbas aromáticas como el *romero,* de color azul, y la de la *albahaca* de color blanco, aportan simultáneamente un sabor intenso, además de sus buenas propiedades medicinales.

El *ibiscus,* rosa china, de color rojo, amarillo o blanco

y de un sabor algo dulce, se presta mucho para ensaladas.

Las *caléndulas* tienen sabor algo amargo. Se emplean junto con las hojas para aromatizar bebidas.

Las *capuchinas* poseen sabor picante. Además de las flores, también se aprovechan las hojas y los botones. Se consumen en ensaladas, donde combinan bien con el perejil y el cilantro.

Los *Geranios* aportan diferentes fragancias a tortas y pasteles: la Pelargonium graveolens (rosa), Pelargonium crispum (limón), Pelargonium odoratissimum (manzana), y Pelargonium tomentosum (menta), son algunas de sus variedades. Se deben utilizar siempre las flores más frescas ya que pierden rápidamente su aroma.

Otras aplicaciones

Además de aplicar las flores a los platos, con ellas se pueden obtener productos con un toque exótico, como sal de flores que se obtiene triturando 20 gramos de sal con 15 de flor seca; mantequilla de flores que se consigue al triturar 200 gramos de mantequilla con 20 de flor seca; o cubitos de hielo a la flor, para lo que se llenan la cubiteras con flores y limonada, que se pueden utilizar para sorprender en una bebida o para cocinar introduciendo el cubito sin descongelar.

Las flores, además de tener su pareja ideal entre los alimentos, la tiene entre las bebidas, y para comenzar un buen festín floral nada mejor que con un ponche elaborado con oporto dulce, brandy, frutas rojas maceradas en aguardiente y cava brut ligeramente azucarado y con pétalos. Esta bebida encaja a la perfección con una ensalada de flores y hierbas, y para el resto de platos blancos fríos o tintos, cavas, así como con caldos no demasiado potentes para que no anulen los aromas que desprenden los platos con flores. Aunque las flores se utilicen de forma decorativa, sus llamativos colores y los atractivos olores que desprenden, no cabe duda de que estimulan los sentidos.

Adquirir las flores

El problema para los consumidores es que a pesar de que hay más de cien flores comestibles (aromáticas, nutritivas y terapéuticas), los supermercados de alimentación y ni siquiera las verdulerías, disponen del adecuado surtido para sus clientes. Y si no sabemos dónde comprarlas, resulta difícil que las podamos incorporar diariamente a nuestros platos. Bien, esto es algo fácil de solucionar si dispone de un pequeño jardín o macetas adecuadas. Así, además, se asegurará que son totalmente ecológicas.

No crea que lo mejor es que nos comamos cuanto antes esas rosas rojas que adornan un jarrón, con su olor penetrante y color deslumbrante, indudablemente seductoras, pues ya le hemos advertido que si han sido compradas en una floristería no son recomendables, salvo que el florista le asegure que no llevan ningún producto químico para realzar el color o conservarse. Por muy fantásticas que parezcan, hay que ser prudentes a la hora de elegir la materia prima, seleccionando flores que no han sido tratadas con productos químicos, por ejemplo, aquellas que diversas compañías venden ya deshojadas y empaquetadas en las fruterías, cuyo destino habitual suele ser los restaurantes. Estos comercios suelen estar situados en zonas de alto nivel económico y cultural, ya que este es su cliente potencial, además de los chef de restaurantes de prestigio. En las barriadas obreras, por desgracia, no encontrará nada envasado, aunque seguramente cualquier vecino le proporcionará las que quiera sacadas de sus propias macetas.

Tampoco olvide que por muy atractiva que sea la flor y su aroma, no todas las flores o partes de las mismas son comestibles. En este libro les indicamos las mejores, aunque seguramente habrá algunas más.

Otra posibilidad es irse al campo a buscar amapolas frescas o flores de salvia, por ejemplo, pero debe saber identificarlas con precisión. Quizá los habitantes del pueblo cercano le informen con bastante seguridad de su nombre y características. Y es que a la hora de escoger flores para la cocina hay que seguir unas pautas tan rigurosas casi como con las setas, ya que las hay comestibles y también tóxicas.

No obstante, cuando se cocina con flores conviene seguir unas normas culinarias, tal y como se hace con el resto de alimentos:

- Procure que las flores realcen el sabor del alimento principal y que no lo enmascaren.
- Coja las flores de día y con tiempo seco.
- Recoja tan sólo las que se vaya a utilizar en ese momento.
- Lave las flores con sumo cuidado en agua fresca, sin arrugar los pétalos.
- Elimine los estambres, los pistilos y la base blanca de los pétalos para evitar que den un gusto ligeramente amargo.
- Una vez lavadas, déjelas colgando para que se escurran, y séquelas con delicadeza con ayuda de una servilleta, cogiéndolas por el tallo.

- Algunas flores se pueden secar para usar fuera de temporada, como la lavanda, el brezo o las rosas.

- La mayor parte de las flores se pueden conservar en el frigorífico y aguantan frescas y en perfecto estado durante una semana.

CAPÍTULO 2

RELACIÓN DE FLORES COMESTIBLES

Nombre: AJEDREA
Satureja hortensis
Color de la flor: rosa
Floración: julio a agosto
Sabor: picante

Dependiendo del clima deberemos escoger la variedad *hortensia* si es cálido y la *montana* si es frío. Si es la *Ajedrea montana* necesitaremos un suelo calizo y pobre, aunque suelto, debiendo sembrarse en la estación cálida en un lugar que le dé el sol, guardando una distancia entre brotes de 20 cm. Pertenece a la familia de las Labiadas, de pequeñas hojas lineales y puntiagudas con flores blancas o rosadas muy perfumadas.

Recolección:
En el momento de la floración y dejando varios centímetros desde el suelo con el fin de permitir un nuevo brote. Se seca al aire y a la sombra, previo oreado breve al sol.

Partes utilizadas:
Se emplean las hojas sin el tallo y las flores.

Composición:
Ácidos esenciales con timol y carvacrol, ácidos caféico y rosmarínico,

Usos medicinales:
Aunque esencialmente se la emplea como aromatizante culinario, tiene interesantes propiedades como digestiva, antiespasmódica, antiséptica y

21

afrodisíaca. Es eficaz para eliminar parásitos intestinales y para mejorar la digestión de los alimentos. Corrige la tendencia al vómito, corta suavemente las diarreas tanto por su efecto astringente como por su acción antiséptica, y quita los dolores gástricos. También posee efectos afrodisiacos en ambos sexos, es expectorante en bronquitis, alivia las crisis asmáticas y se le ha encontrado acciones como estimulante de las glándulas suprarrenales y de la memoria.

A nivel externo interno es antiséptica, fungicida y bactericida, poseyendo cierto efecto para mejorar las defensas orgánicas internamente. Es muy útil en el cansancio, la fatiga mental y la falta de memoria, activando la circulación sanguínea y las glándulas suprarrenales.

Externamente conserva sus propiedades contra los parásitos de la piel y el pelo. Mejora las enfermedades de la boca y sirve para lavar heridas y úlceras, mejorando la cicatrización e impidiendo que se infecten. Es eficaz para calmar los dolores dentales y curar las amigdalitis. Puede emplearse para lavar heridas y curar externamente las otitis.

Actúa como un repelente para los insectos.

Usos culinarios:

Combina bien con platos de aceitunas y ensaladas agrias.

Nombre: ALBAHACA

Ocimum basilicum

Color de la flor: blancas y rosas

Floración: julio

Sabor: picantes, pero más suave que las hojas

Planta que tolera muy mal las heladas; su lugar adecuado es en interiores cálidos, no necesitando así grandes cuidados. El suelo debe ser fértil y llega a alcanzar una altura de 60 cm. pudiéndose cortar sus hojas en cualquier momento. Estas son de color verde, muy perfumadas y tiene los frutos oscuros encerrados en el cáliz. Apenas crece ya espontáneamente, salvo en las proximidades de los huertos. Se multiplica por semillas y la siembra debe hacerse a mano a principios de la primavera, en una tierra fértil, caliente y húmeda, cubriéndose después con una capa de mantillo.

Se la conoce como Hierba del vaquero.

Recolección:

Si hemos tenido cuidado con las hormigas, su mayor enemigo, podremos recoger sus hojas y flores en verano, cortándola a unos 15 cm del suelo. Se disponen en haces no muy grandes y se secan a la sombra, separando después las hojas de los tallos. Se recoge en verano en las primeras horas de la mañana.

Partes utilizadas:

Se emplean las flores y las hojas frescas o secas.

Composición:

Contiene un aceite esencial con linalol, cineol, estragol, eugenol y saponinas.

Usos medicinales:

Como carminativa, galactogoga y diurética. Se utiliza en la falta de apetito, gases intestinales, digestiones lentas y espasmos gástricos. Alivia las jaquecas y la tos. Externamente la infusión es útil para lavar heridas y eccemas. Mezclado con aceite alivia los dolores reumáticos y como colirio para la hemeralopia.

Otros usos:

Se le reconocen propiedades para ahuyentar mosquitos por lo que se recomienda tener macetas cerca de las ventanas. Tiene efectos contra la tristeza y el miedo. Baja la fiebre, es antiséptica y estimula el sistema inmunitario. Frena los resfriados, la tos, el asma, los dolores de cabeza y ayuda a eliminar los parásitos intestinales. Aumenta la producción de leche en las madres lactantes y mejora los dolores del periodo.

Usos culinarios:
Combina con ensaladas, pescados y alubias.

Nombre: ACHICORIA
Cichorium intybus
Color de la flor: azul y lavanda
Floración: julio
Sabor: ligeramente amargo, similar a la endivia

Pertenece a la familia de las Compuestas. De tallos muy resistentes, esta planta ramificada la podemos encontrar cerca de los caminos de suelo calcáreo, en lugares baldíos soleados. Tiene hojas dentadas y las superiores abrazan al tallo el cual llega a crecer en la variedad cultivada hasta 10 cm. de altura. Son vellosas, mientras que sus flores de color azul pálido se distribuyen en pequeños racimos que salen de las axilas. Las flores se cierran con la luz.

Existen variedades de achicorias silvestres y cultivadas. Éstas últimas se distinguen por sus hojas dentadas y su sabor amargo característico. Todas ellas son fáciles de identificar por sus atractivas flores azules. De la achicoria silvestre se utilizan con fines medicinales tanto las hojas como la raíz. Además, la achicoria es la planta que ha dado origen a verduras tan populares hoy como la escarola o la endibia. Se la conoce también como Chicoria o Hierba de café

La **endibia** y **la escarola**, aunque más sabrosas por ser menos amargas, pierden la mayor parte de los nutrientes y sus cualidades al privárselas parcialmente de la luz solar.

Recolección:
Florece entre principios y finales del verano.
Partes utilizadas:
Se emplean las hojas, las flores y las raíces.
Composición:
Inulina y ácido isoclorogénico en la raíz.
Ácido chicorésico en las hojas y flores.
Hierro, potasio y lactonas sesquiterpénicas en el tallo.

Usos medicinales:
Muy eficaz en las afecciones biliares, las dispepsias, la falta de apetito y el estreñimiento. Mejora la hipertensión y la falta de orina, siendo eficaz en la gota y la artritis. La raíz tiene efecto antibiótico, es energizante y ayuda a expulsar parásitos intestinales. Favorece la circulación y elimina los depósitos grasos en ellas, bajando la tensión en los hipertensos y mitigando las taquicardias.
También se recomienda contra las orquitis (inflamación de los testículos), la diabetes y para eliminar líquidos.
Usos culinarios:
Con las raíces tostadas se prepara un sucedáneo del café muy aromático y mucho más saludable, aunque injustamente despreciado por los consumidores. Con la denominación "sucedáneo del café" se logra solamente rebajarle de su valor alimentario, cuando en realidad es un producto superior aunque cueste más barato. Sus hojas tiernas se pueden comer en ensaladas, lográndose mejores efectos terapéuticos que con la infusión.

Nombre: APIO
Levisticum officinale
Color de la flor: amarilla, blanca
Floración: agosto

Sabor: ligeramente agria

Perteneciente a las Umbelíferas, ha sido considerada desde la antigüedad como una planta sagrada. Su cultivo empezó a generalizarse en Francia en el siglo XVII.

El terreno del trasplante debe ser húmedo y muy fértil, algo pobre en cal. Se siembra en primavera en surcos de 30 cm de profundidad y en hileras simples, echando al final algo de estiércol. Si preferimos emplear semillas las plantaremos en invierno y si conseguimos al menos 16 grados crecerán en cuatro semanas, pudiéndolas trasplantar al cabo de tres meses. Es necesario regar frecuentemente, abonarle varias veces y atarlos cuando alcanzan los 30 cm de alto para que la tierra no penetre entre los tallos. Si queremos que los tallos sean de color blanco se envuelven las matas con plástico negro. Lo recogeremos en verano.

Recolección:
Durante todo el año.

Partes utilizadas:
Se emplean las raíces, el tallo, las hojas, las flores y las semillas.

Composición:
Es rico en minerales como el potasio, magnesio, hierro, azufre, fósforo, manganeso, cobre, aluminio y zinc, además de en vitaminas A, C, E y grupo B. Contiene mucha agua y celulosa, proteínas (1,5 gr), carbohidratos (5 m) y grasas (0,2 m).

El bulbo contiene, además del aceite etéreo, almidón, azúcares, colina, tirosina, glutamina, asparragina y vitaminas B-1 y B-2.

Manitol, azúcares, limoneno y ácido sedanólico en las raíces.

Las flores contienen psoralenos, ácido palmítico, vitamina C, taninos, terpenos, carvacol y eugenol. Están agrupadas en 8 ó 15 racimos.

Usos medicinales:
Diurético, afrodisiaco y digestivo. Aunque normalmente se emplea como hortaliza comestible, tomado directamente, en ensalada, o preparando una infusión con las hojas, tiene potentes efectos contra los gases intestinales, la retención urinaria, la prostatitis, los cálculos renales, el reumatismo articular y la gota. Posee un ligero efecto tónico y rejuvenecedor, especialmente en el varón, y tomado antes de las comidas se comporta como un aperitivo. Se le ha encontrado sinergia con el perejil y el espárrago por su efecto diurético potente.

Otros usos:
Externamente se emplea para lavados de garganta y como colirio. El apio crudo baja la tensión arterial y actúa como tónico hepático y estimulante de las suprarrenales. El zumo alivia los dolores de la ciática y puede actuar también para disminuir el apetito.
No pierde sus propiedades curativas cuando se le cuece.

Usos culinarios:
Combina perfectamente con verduras amargas.

Nombre: ÁRBOL DEL AMOR
Cercis canadensis
Color de la flor: rosa, marrón
Floración: marzo, abril
Sabor: fríjol o manzana ácida

Pequeño árbol ornamental de tamaño mediano. A menudo la maduración es de par en par, pero puede florecer intensamente si hay condiciones óptimas en área abiertas. Al separarse se hace redondo de forma irregular y a menudo se inclina con la edad; sin embargo se le puede encontrar inclinado en busca de sol en los bordes de bosques y arbolados.

Recolección: Aunque crece rápidamente, los mejores brotes se logran después de diez años. Los brotes florales se hinchan de color marrón oscuro, pequeños, en forma de racimo, pasando luego al color púrpura, abriéndose lentamente con un color rosado-lavanda.

Partes utilizadas: las flores de las ramas o el tronco. Al tratarse de una leguminosa, se pueden comer también las vainas.

Usos culinarios:
Combina frita con verduras y con legumbres tiernas.

Nombre: ASPÉRULA
Galium odoratum
Color de la flor: blanca
Floración: mayo
Sabor: vainilla

Hojas con espinas delanteras dirigidas a lo largo de los bordes y una vena principal.
Las frutas se enganchan la piel de los animales para ayudar a la dispersión.

Composición:
Heterósidos cumarínicos. Pequeñas cantidades de heterósidos antraquinónicos. Monotropósido. Heterósidos iridoideos: aucubósido (en la planta fresca). Taninos, principios amargos. Emulsina (enzima de desdoblamiento de los heterósidos cumarínicos).

Usos medicinales:
Espasmolítico, sobre todo a nivel digestivo, carminativo, aperitivo-eupéptico. Antiinflamatorio, diurético uricosúrico. Ligeramente sedante e

hipnótico. En dispepsias hiposecretoras, gastralgias, nerviosismo, insomnio. Urolitiasis, oliguria. Blefaroconjuntivitis.

Popularmente se emplea como diaforético (en resfriados y gripes), para combatir los cólicos hepatobiliares y como hepatoprotector (hepatitis).

Usos culinarios:
Combina con la mayoría de los platos dulces.

Nombre: AZUCENA
Hemerocallis fulva
Color de la flor: naranja, blanca, rojo
Floración: junio y julio
Sabor: Su gama de sabores varía de picante a afrutado como melocotón; también, mezcla de espárrago y calabacín.

La azucena pertenece a la familia de las liliáceas y comprende, aproximadamente, unas 80 especies. Muchas de ellas son apropiadas para el jardín y otras para la producción de flores cortadas. Son plantas bulbosas y sus flores desprenden, en la mayoría de la ocasiones, un fresco aroma. Con frecuencia, tienen forma de "trompeta" con pétalos curvados hacia atrás. Estas plantas crecen en tierra firme o en macetas sin ningún tipo de dificultad, tan sólo es necesario que estén plantadas sobre una superficie más bien blanda y ubicada a la sombra.

Los tamaños y colores de la azucena pueden ser muy variados. Tonalidades desde el blanco puro hasta el rojo púrpura, pasando por ejemplares con manchas marrones o purpúreas que les dan un aspecto atigrado. Su longitud puede oscilar entre un palmo y el metro de altura en algunas ocasiones.

Las flores de algunas especies son comestibles y se venden en los mercados asiáticos tanto frescas como secas, denominándolas como agujas doradas. Se usan en las sopas (*sopa caliente y amarga*) y en el *cerdo moo shu*. Los brotes de las hojas, hojas jóvenes y los tubérculos de algunas especies (pero no todas) son comestibles. Las yemas crudas se pueden añadir a las ensaladas o prepararse hervidas. Los pétalos del *lirio de día* están deliciosos cuando se comen directamente después de la floración. Haciéndolo así puede estar seguro de que están libres de insecticidas. De todos modos tenga la absoluta certeza de que el *lirio de día* no es un *verdadero lirio* (Liliuim, familia Liliaceas), pues hay una gran diferencia entre ambas flores, y las de los *lirios* pueden ser muy tóxicas si se consumen.

Para uso medicinal se usa el bulbo junto con el aceite que se extrae de él. Este bulbo se puede utilizar tanto fresco como desecado.

Usos medicinales:
Cataplasma. Se debe recolectar un bulbo de azucena y, después de limpiarlo bien con agua, se asa sobre unas cenizas. Una vez asado, se corta en rodajas y se aplica en caliente sobre panadizos, verrugas y forúnculos.
Aceite. Se puede utilizar para curar úlceras, abscesos, contusiones, etc.
Infusión. Se prepara una infusión de 3 gr. de bulbo en 100 ml. de agua hirviendo. Esta tisana así preparada tiene efectos diuréticos.
Usos culinarios:
Para sazonar ensaladas, o añadir o sopas y carnes.

Nombre: BEGONIA TUBEROSA
Begonia x tuberhybrida
Color de la flor: blanco, rosa, amarillo, rojo, naranja
Floración: julio y agosto, aunque se encuentra también durante todo el año

Sabor: cítrico

La begonia es conocida por su capacidad para reproducirse a partir de fragmentos de hoja, que se colocan sobre un sustrato de perlita o turba; al cabo del tiempo surgirán raíces formando una nueva plántula. Es un método delicado, ya que el cultivo necesita una humedad constante pero no excesiva, sombra y... paciencia.

Esta planta herbácea de 20-50 cm de altura, provista de un tubérculo suculento y aplastado, florece en una gran gama de colorido y tonalidades, dando lugar a flores simples o dobles de 6-15 cm de diámetro, blancas, amarillas, anaranjadas, rojas o purpúreas; colores pastel o vivos.

No poner a pleno sol porque se quema, aunque agradece al menos luz durante 14 horas. No tolera temperaturas debajo de 10°C., prefiriendo una atmósfera húmeda.

Recolección:

Debe reducirse el riego hacia finales de la época de floración y se suspenderá por completo al amarillear las hojas; posteriormente se desenterrarán los tubérculos, se dejarán secar al aire y se guardarán en ambiente seco y fresco (no frío) y sepultados bajo arena.

Usos culinarios:

Combina con ensaladas de frutas y confituras.

Nombre: BORRAJA

Borago officinalis

Color de la flor: azul, púrpura o lavanda

Floración: junio a agosto

Sabor: fresco, parecido al pepino

De la familia de las borragináceas, crece silvestre o cultivada y alcanza los 40 cm. Está recubierta de una pelusilla áspera, dura y blanquecina. Las hojas son igualmente ásperas y las flores de color azul y en ocasiones rojas.

Recolección:

La floración es desde la primavera hasta finales de verano. Se debe consumir fresca, pues una vez seca pierde todo su sabor y por lo tanto su aroma.

Partes utilizadas:

Se emplean las flores y las hojas.

Composición:

Contiene en abundancia calcio, sílice, potasio, mucílagos, resinas y antocianos. La presencia de alcaloides pirrilizidínicos y prostaglandinas le da un interés especial en medicina. También posee alantoína y nitrato potásico. Las semillas contienen ácidos grasos oleico, gamma linoleico, linolénico (GLA) y palmítico.

Usos medicinales:

Es depurativa, emoliente, expectorante, diurética y rejuvenecedora. La presencia abundante de ácidos esenciales en sus semillas hace que su uso haya aumentado sensiblemente en el mundo entero. Se emplean, por tanto, en dismenorreas, esclerosis múltiple, piel seca, trastornos menstruales, menopausia, reguladora hormonal, estimulante del metabolismo, para disminuir el colesterol y como estimulante de las defensas. También para los quistes benignos de mama y la artritis reumatoide. Las hojas son antiinflamatorias, balsámicas y tienen propiedades diuréticas y sudoríficas, pudiéndose emplear en afecciones gripales y catarrales. Se pueden comer como verdura cocida. Externamente las hojas se emplean para curar heridas y pieles irritadas por su contenido en alantoína.

Usos culinarios:

La Borraja es adecuada para todo tipo de comidas: carnes en general, ensaladas, vinos aromatizados, salsas frías, infusiones, jugos de fruta, en lugar de perejil, en toda clase de sopas. Siempre hay que picarla finamente.

Por su débil aroma se puede combinar con otras hierbas de cocina, sobre todo con eneldo, cebollino y toronjil.

Las hojas tiernas de la borraja añadidas a las ensaladas dan un sabor y un aroma semejante al del pepino y al del melón.

También se utilizan como verdura, de modo similar a las espinacas, añadiéndolas a sopas y platos de carne.

Las flores de borraja se han empleado en confitería, o bien conservándolas alternando capas de flores y de azúcar, una cantidad algo menor de flores que de azúcar, en un cazo hasta que se forme caramelo.

En ciertos restaurantes rebozan las hojas de borraja, las fríen y les añaden azúcar, sirviéndolas como postre. Normalmente el rebozo se prepara con harina, leche, huevos y sal; las hojas, una vez fritas se presentan también con miel.

Una sopa de borraja se prepara cociendo las hojas finamente picadas en leche de almendras, con un poco de azúcar.

Se pueden preparar tortillas de borraja, picando bien las hojas y sofriéndolas; luego se añade huevo batido y se cocina como una tortilla francesa.

Las raíces de borraja se rallan y se echan en agua hirviendo hasta que se pongan tiernas y luego se preparan en confitura o escarchadas con abundante azúcar.

Las hojas nuevas hervidas y servidas como alternativa a las espinacas.

Las flores de la borraja son utilizadas asimismo como saborizantes, principalmente de bebidas.

Las flores y las hojas de borraja son la decoración tradicional en los cócteles basados en ginebra, y puede colocarse en los cubitos de hielo para decorar.

Las flores son una espléndida guarnición en las ensaladas y, escarchadas, sirven de adorno en pasteles.

Las hojas de borraja dan un sabor a pepino a las bebidas, y en Gran Bretaña se suele añadir tradicionalmente en ensaladas y quesos suaves y en algunas partes de Italia se las consumen cocidas como verdura.

Las flores frescas de borraja se añaden a ensaladas o se usan como aderezo, pero se vuelven rosadas en contacto con los ácidos, como el limón o el vinagre; también sirven para hacer jarabe o se caramelizan para decorar pasteles.

Nombre: BRÉCOL

Brassica spp

Color de la flor: gris azulado; amarillas las flores

Floración: junio a agosto

El brócoli (también llamado bróculi o brécol) es un vegetal duro de la familia del repollo, rico en vitaminas A y D. Se desarrolla mejor en las estaciones frescas del año. Cada vez es más popular en la cocina española, con formas sencillas de cocinarlo: al vapor, al horno o en exquisitas recetas.

Pariente cercano de la coliflor, el brócoli contiene más nutrientes que cualquier otro vegetal.

Hay que lavarlo con chorro de agua fresca, pero evitando sumergirlo en agua pues perderá sus nutrientes. El brócoli fresco es delicioso crudo o cocinado. Se cocina al vapor de 3 a 4 minutos o sumergiéndolo en agua hirviendo el mismo tiempo.

Composición:
El brócoli contiene cantidades grandes de vitamina C y beta caroteno, dos importantes antioxidantes.

El brócoli cocinado demasiado tiempo se pone de color verde oscuro y pierde sus nutrientes, especialmente la vitamina C.

Usos medicinales:
Investigadores han concluido que el brócoli y otros vegetales crucíferos se deben incluir en la dieta semanal. Consumir alimentos altos en antioxidantes puede reducir el riesgo de algunas formas de cáncer y de enfermedades cardíacas.

Usos culinarios:
Combina con zanahorias, platos de soja y con nueces.

CALABACÍN
Cucurbita pepo
Color de la flor: naranja, amarilla
Floración: primavera, verano
Sabor: suave

Esta especie comprende dos variedades botánicas: var. condesa y var. ovifera, siendo la primera a la que pertenecen los calabacines y la segunda con destino ornamental.

El calabacín es una hortaliza que pertenece a la familia de las Cucurbitáceas, una especie que comprende unas 850 distintas, en su mayoría herbáceas, trepadoras o rastreras, que producen frutos grandes y protegidos por una corteza firme. Frutas tales como la sandía y el melón pertenecen a esta misma familia, junto con hortalizas tan comunes como el pepino o la calabaza.

La flor y el fruto se consumen como verdura.

La floración es monoica, por lo que en una misma planta coexisten flores masculinas y femeninas. Son solitarias, vistosas, axilares, grandes y acampanadas. El cáliz es zigomorfo (presenta un solo plano de simetría) y consta de 5 sépalos verdes y puntiagudos. La corola es actinomorfa y está constituida por cinco pétalos de color amarillo. La flor femenina se une al tallo por un corto y grueso pedúnculo de sección irregular pentagonal o hexagonal, mientras que en las flores masculinas (de mayor tamaño) dicho pedúnculo puede alcanzar una longitud de hasta 40 centímetros. Las flores masculinas poseen tres estambres soldados.

Tamaño y peso: su tamaño ideal es de catorce a veinte centímetros, pero puede alcanzar los cuarenta. Su peso ronda los 200 y 300 gramos.

Color: el color de su piel es variable. Puede ser amarilla, verde clara, oscura o incluso negra. Algunas variedades presentan puntos grises. Su carne siempre es blanca.

Sabor: algo amargo, aunque con un ligero toque dulce.

Recolección:

En otoño

Composición:

En relación con su contenido vitamínico, destaca la presencia discreta de folatos, seguido de la vitamina C. También contiene vitaminas del grupo B como B1, B2 y B6, pero en menores cantidades. Los calabacines son alimentos ricos en potasio y pobres en sodio, lo que les confiere una acción diurética que favorece la eliminación del exceso de líquidos del organismo.

El calabacín pertenece a la misma especie que la calabaza. Sin embargo, presenta propiedades nutritivas propias. Su principal componente es el agua, seguido de los hidratos de carbono y pequeñas cantidades de grasa y proteínas. Todo esto, unido a su aporte moderado de fibra, convierte al calabacín en un alimento de bajo aporte calórico, idóneo para incluir en la dieta de personas con exceso de peso.

Usos medicinales:
El calabacín es una hortaliza que posee propiedades emolientes (suavizantes) sobre el aparato digestivo gracias a su contenido en mucílagos, un tipo de fibra que suaviza y desinflama las mucosas del aparato digestivo. Esta propiedad, unida al hecho de que resulta fácil de digerir y con un suave efecto laxante, le convierte en un alimento cuyo consumo se aconseja especialmente a aquellas personas con estómago delicado o problemas digestivos como gastritis o estreñimiento.
Son beneficiosos en caso de hipertensión, hiperuricemia y gota, cálculos renales, en caso de retención de líquidos u oliguria (producción escasa de orina).
La fibra previene o mejora el estreñimiento, contribuye a reducir las tasas de colesterol en sangre y al buen control de la glucemia (niveles de azúcar en sangre) en las personas que tienen diabetes.
Antihelmíntica, se emplea con gran éxito en la prostatitis, adenoma prostático y para eliminar los parásitos intestinales. También para mejorar la agudeza visual y algo menos como diurético suave. Se le han encontrado buenos efectos en carcinomas de uretra y próstata.
Otros usos:

Con las flores se prepara una infusión tónica no excitante.

Usos culinarios:
Además del fruto de la planta del calabacín, también se pueden consumir sus flores. Éstas pueden presentarse como acompañamiento de otros platos o constituir un plato por sí mismas. Se pueden preparar de formas muy diversas: cocidas, asadas, fritas o incluso rellenas.

Nombre: CALÉNDULA
Calendula officinalis
Color de la flor: amarillas, doradas, naranja
Floración: invierno y primavera
Sabor: fuerte, como pimienta

También es conocida como botón de oro, corona de rey, flamenquilla o rosa de muertos. Pertenece a la familia de las Compuestas y la encontramos en terrenos áridos y en las laderas de los caminos. Las flores son amarillas y radiadas, de olor muy peculiar.

Recolección:
Florece en invierno hasta la primavera.
Partes utilizadas:
Se emplean las flores y las hojas frescas, puesto que secas ya no tienen propiedades.
Composición:
Contiene flavonoides, aceite esencial, ácido salicílico, carotenos, saponina, resina, calendina, lactonas terpénicas y alcoholes.

Usos medicinales:
Tiene efectos coleréticos, provoca sudor y estimula los ovarios. Se usa especialmente para regular la función ovárica, tanto por exceso como por déficit,

aliviando también las menstruaciones dolorosas. Aumenta la producción de bilis, mejora las digestiones de las grasas, cura las úlceras gástricas y posee efectos antiespasmódicos. Tiene acciones antitumorales, especialmente en la mujer. Externamente tiene amplios usos en enfermedades de piel, así como para mejorar la belleza y la tersura. Se emplea para lavar abscesos, eliminar verrugas, en el acné, la tiña y las úlceras varicosas. También contra la caída del cabello, los sabañones y las úlceras varicosas.

Es adecuada en las mamas dolorosas y como colutorio para las caries.

Algunas casas comerciales de productos homeopáticos utilizan la caléndula contra las laceraciones y grietas de manos y pies.

La savia que contiene el tallo se emplea para tratar directamente las verrugas y los callos e incluso para casos de traumatismos.

Usos culinarios:

Con las flores se da color a postres y comidas, sustituyendo en ocasiones al azafrán. Se usan las lígulas (pétalos) crudas, en ensaladas dulces o saladas, y con comidas o postres que tengan huevo como kiches, flanes y budines.

Nombre: CAPUCHINA

Tropaeolum majus

Color de la flor: amarillas, rojas
Floración: julio, agosto
Sabor: a berros con pimienta

Pertenece a las Tropeoláceas y llega a tener 40 cm. de altura. De hojas grandes, pecioladas y redondas, los tallos tienen unos zarcillos con los cuales pueden trepar por la pared u otras plantas.

Recolección:
Florece entre mayo y octubre, aunque las semillas se cogen entre junio y octubre.
Partes utilizadas:
Se emplean las semillas, las hojas frescas y las flores.
Composición:
Isobutil, vitamina C, espilantol, y ácido oxálico.

Usos medicinales:
Bronquial, expectorante y suavizante de vías respiratorias. Antitusígeno, diurético y emenagogo. Sus flores y capullos jóvenes se emplean para condimentar ensaladas pues, además de dar un aspecto colorido, mejoran el sabor de los platos con vinagre. En infusión se emplea para catarros, tos fuerte, mucosidad seca y para frenar la excesiva sudación. También como diurético y en casos de menstruaciones escasas o infrecuentes. Externamente tiene una sólida reputación para estimular el crecimiento del cuero cabelludo, frenar las alopecias y mezclada con la ortiga para la seborrea y caspa. Mezclada con leche tiene un efecto muy positivo en el enfisema pulmonar. Las semillas tienen efecto antibiótico contra estafilococos, estreptococos y salmonellas. Aunque estas flores son inodoras atraen mucho a las abejas. Su eliminación a través de la orina y los pulmones le hacen especialmente en las infecciones, comportándose como un buen antibiótico natural.
Usos culinarios:
Se puede comer cruda en ensalada o con berros.

Nombre: CÁRTAMO
Carthamus tinctorius
Color de la flor: amarillas
Floración: agosto

Sabor: amargo

Composición:
Las flores de cártamo contienen cartamina, un colorante flavonoide, pero no contienen aceite esencial.

La planta es generalmente cultivada por su aceite comestible, el cual se extrae de las semillas. Contiene triglicéridos del doblemente insaturado ácido linoleico (70%) y del triplemente insaturado ácido linolénico (10%); este último, junto con el comparativamente alto contenido de vitamina E (310 ppm), son los responsables de la buena reputación que tiene el aceite de cártamo entre los especialistas en nutrición. El índice de iodo es bastante alto, entre 140 y 150. Es quizá el aceite con mayor cantidad en ácidos grasos esenciales.

Partes utilizadas:
Las flores rojas anaranjadas del cártamo a veces se utilizan como sustituto del azafrán porque proporcionan color a los alimentos, aunque más pálido que el del azafrán. Con frecuencia se venden como azafrán a los turistas en Hungría y en el Norte de África (y probablemente en otras partes del mundo). Su valor como especia es pequeño, pero su capacidad colorante justifica la utilización en cocina.

Al obtener el aceite de cártamo nos queda un subproducto o residuo natural que se llama Pasta y que se usa para alimentar al ganado, ya que contiene un alto nivel de proteínas y fibra.

El aceite de cártamo es un aceite bastante delicado (guardarlo siempre en lugares, secos, frescos y donde no le de la luz). Se enrancia fácilmente y no soporta altas temperaturas, siendo ideal tomarlo crudo en ensaladas o como aliño en otros platos.

Algunas personas lo mezclan con otros aceites ya que su sabor es bastante fuerte.

Usos medicinales:
La riqueza en ácido graso oleico lo hace conveniente en casos de colesterol, arteriosclerosis, enfermedades cardiovasculares, artritis, reumatismos.
También produce un suave efecto laxante.

Usos culinarios:
Aunque las flores secas de cártamo pueden encontrarse a veces en mezclas de hierbas mediterráneas, no son utilizadas corrientemente en la cocina, aunque en un libro se le menciona con el nombre de *Imeretian saffron*, que probablemente sea el cártamo.

Nombre: CLAVELINA
Dianthus spp
Color de la flor: rosa, blanco y rojo
Floración: junio a agosto
Sabor: picante

Planta anual, crece hasta 30 cm, presenta numerosas flores con pétalos más o menos dentados de un brillo aterciopelado o satinado, en colores rosa, rojo, morado, blanco y bicolor. Siempre mantiene su follaje verde. La floración empieza a principios en la primavera en los meses calurosos y termina con la llegada del frío.
Muy conocidos como plantas de jardín y como flor cortada, estas flores perennes son originarias de climas fríos y de regiones montañosas. Requieren pleno sol, pero no se dan bien en zonas cálidas.

Usos culinarios:

Sus pétalos, de formas vistosas y diferentes colores, se usan en ensaladas de frutas, y mezclados con crema.

Nombre: CEBOLLETA (Ajo morisco, cebollino)
Allium schoenoprasum
Color de la flor: lavanda, roja o púrpura
Floración: mayo y junio
Sabor: fuerte, a cebolla

La cebolleta es una planta plurianual, que crece en manojos de varios individuos. Las hojas tubulares son basales, formando una roseta erecta o dispersa que brota de los bulbos subterráneos, y alcanzan los 45 cm de altura; son de color verde oscuro. El bulbo alcanza los 3 o cuatro centímetros de largo, y está protegido por una cobertura membranosa.

Entre las hojas basales se desarrollan también uno o más tallos florales, más erectos y largos que las hojas adyacentes. Carecen por lo general de hojas, aunque pueden poseer un par; en su ápice brota una umbela esferoidal, densamente poblada de flores. Éstas alcanzan un centímetro de largo, con seis tépalos lanceolados de color rosado o blanco, con una línea púrpura longitudinal que las atraviesa. Tanto las flores como los tallos poseen un distintivo aroma a cebolla procedente de la alicina que contienen. La cebolleta es fácilmente distinguible de otras especies de Allium por sus densas umbelas, que contrastan con las más dispersas de Allium cepa y otras, y por sus hojas tubulares en lugar de planas, aunque no forma bulbos aéreos.

Recolección:
La floración tiene lugar a finales de la primavera, y dura unas tres semanas. Al cabo de éstas, la flor ha sido reemplazada por un fruto en forma de cápsula,

que contiene varias semillas, de dispersión anemocórica.

Composición:
La cebolleta es rica en vitaminas A, B y C (de la que contiene hasta 130,5 mg por 100 gramos de hierba fresca). Su aporte proteico y lipídico es escaso, de sólo 27 kCal cada 100 gramos.

Usos medicinales:
La alicina que contiene es un potente agente antibacteriano, y puede usarse tópicamente como desinfectante y fungicida, aunque resulta menos efectiva que el ajo y la cebolla por su inferior concentración.

Usos culinarios:
Las hojas y las flores se emplean en ensaladas y sopas.

Nombre: CEBOLLITAS CHINAS
Allium tuberosum
Color de la flor: blanca
Floración: agosto
Sabor: cebolla, fuerte
Se cultivan en Asia. Las hojas planas y los brotes blancos saben a ajo.

Composición:
Azufre, calcio, fósforo, hierro, sodio, potasio, vitamina ABC, nicotinamida.

Usos medicinales:
Tienen propiedades beneficiosas para la salud en casos de reumatismo, artritis, osteoporosis, artrosis, circulación de la sangre, aumento del ácido úrico, colesterol o triglicéridos, tifus, meningitis, difteria, diabetes, diarreas, problemas gastrointestinales. Regula las menstruaciones, aumenta el apetito sexual,

aumenta el funcionamiento de la tiroides, es diurético y elimina toxinas, además de antidepresivo suave.

Usos culinarios:

Las flores de Cebollitas saben agradablemente a cebollas y como son tan atractivas y decorativas, quedan muy bien añadiéndolas a las ensaladas o a una tortilla.

Las preparan blanqueándolas, cortándolas a trocitos, cocidas al vapor con un poco de aceite. Con ellas se hacen los rollitos de primavera, se acompaña al queso de soja, huevos, fideos, carnes rojas, langostinos,...

Nombre: CLAVELÓN (Tagete, Damasquino)
Tagetes erecta
Color de la flor: blanco, dorado, naranja
Floración: mayo a septiembre
Sabor: algo fuerte y amargo

Planta anual, que crece hasta 30 cm. De hojas opuestas, pennadas, subdivididas en segmentos lanceolados o dentados y ciliados.

Se trata de la flor más utilizada en batallas de flores ya que su peso y forma así lo permite. Produce gran cantidad de flores de fuerte olor sobre largos, fuertes y ramificados tallos. Tiene una larga conservación una vez cortadas (más de 2 semanas). De cultivo fácil. Algunas variedades necesitan de días cortos para producir la inducción floral de forma más temprana durante los días largos (oscuridad de 5 pm a 8 am. durante 21 días).

Recolección:

Desde verano a finales de otoño, pero en climas cálidos se alarga durante todo el invierno.

Para que luzca todo su esplendor, plántelas en macizos, separadas entre 20 y 30 cm. Apta para macetas.

Mejor a pleno sol, aunque no tolera la sombra intensa. Se adapta muy bien a la costa marítima y en cualquier terreno.

Usos medicinales:
Las flores de Clavelón son ricas en luteína, una molécula que no puede obtener el cuerpo humano y que asegura una buena visión.
Usos culinarios:
Combina con los alimentos vegetales de hoja verde, algas, etc.

Nombre: CRISANTEMO
Dendranthema x grandiflorum
Color de la flor: rojas, amarillas, rosas, naranjas, púrpuras, blancas
Floración: agosto, octubre
Sabor: amargo

En China el crisantemo es empleado como ornamental desde hace más de dos mil años; su cultivo se trasladó a Japón donde se convirtió en una flor santa que recibía una veneración divina. Todavía es utilizado en ceremonias y la flor es el símbolo de una vida larga. Contrariamente a lo que piensa mucha gente, la esfera en la bandera japonesa no representa el sol naciente sino el corazón de un crisantemo despojado de sus pétalos. Fue introducido en Europa a través de Francia en el último tercio del siglo XVIII. Los primeros cultivos en España coinciden con el inicio en el siglo XIX.
El crisantemo que actualmente cultivan los floricultores es un híbrido complejo y la mayoría de las especies de donde se han generado los cultivares actuales son originarias de China: *Chrysanthemum indicum,* *Chrysanthemum morifolium* y

Chrysanthemum x hortorum. El crisantemo en maceta es denominado *Dedranthema.*

En Occidente, donde también es conocido como San Vicente, siendo tradicional utilizarlo como ofrenda floral en el Día de Difuntos, aunque no por ello deja de utilizarse como planta ornamental, tanto de interior como de exterior. En Asia representa la longevidad, por eso también es una flor ritual muy frecuente en determinadas ceremonias.

Los crisantemos ofrecen numerosas variedades aptas para todos los gustos. Sus inflorescencias son tan diversas que nos permiten elegir entre un gran surtido de colores y formas, así como plantear innumerables diseños para los arriates o bonitos ramos de flor cortada.

Usos medicinales:
Un equipo de investigadores de la Universidad Nacional de Singapur (NUS) ha descubierto que la flor del crisantemo usada tradicionalmente en la medicina china, favorece la eliminación de células cancerígenas debido a sus ingredientes antioxidantes.

Usos culinarios:
Se consumen sus pétalos crudos en ensaladas, y con naranjas.

Nombre: ENELDO
Anethum graveolens
Color de la flor: amarilla
Floración: junio
Sabor: fuerte

Utilizado desde antiguo por sus propiedades inductoras al sueño, esta planta de origen escandinavo de gran parecido con el hinojo, necesita mucho sol y crece en cualquier tipo de suelo. Si la plantamos en jardín deberemos guardar una distancia entre los brotes de 20 cm, ya que alcanzan una altura de al menos 60 cm.

No es una planta que soporte el trasplante, por lo que deberemos evitar cogerla silvestre y utilizar mejor las semillas. Se le conoce como Falso Anís.

Destaca por su afinidad con el pescado y su utilización en curtidos.

Recolección:

Se recoge cuando la planta tiene flor y las semillas se tiñen de castaño. En ese momento corte los tallos floridos y póngalos a secar. La recolección se hace en la temporada más cálida, cuando es rica en semillas y flores. Si la plantamos en primavera lo más probable es que ese verano ya la tengamos crecida.

Partes utilizadas:

Se emplean los frutos y las flores.

Composición:

Aceite esencial, grasa y varios ácidos.

Usos medicinales:

Estimula la secreción de los jugos gástricos, combate la flatulencia y posee ligero efecto antiespasmódico. Combate las infecciones urinarias femeninas, bastando con un baño de asiento caliente, y refresca el aliento.

Hipo, estomatitis y vómito.

Usos culinarios:

Las hojas frescas son mucho más sabrosas que las secas, y como con la cocción disminuye su sabor, deben añadirse al plato poco antes de servirlo. La misma recomendación sirve para las flores.

Se usa como condimento tanto las hojas como los frutos y flores para dar sabor a sopas y salsas, siendo especialmente adecuado para el pescado. Combina muy bien con el yogurt, las cremas ácidas y los huevos.

Nombre: DIENTE DE LEÓN
Taraxacum officinale
Color de la flor: amarilla
Floración: mayo a junio
Sabor: ligeramente amarga

Planta herbácea de porte en roseta y raíz carnosa. Tiene hojas de contorno aovado, dentadas y de la roseta surgen uno o varios tallos huecos, con látex, sin hojas hasta los 50 cm. de altura. Cuando maduran las flores se curva el receptáculo y sobre éste se encuentran los pequeños frutos, provistos de un vilano en forma de paraguas que se disemina con el viento. Las semillas podemos plantarlas en nuestro jardín y recoger dos veces al año una gran cantidad de esta apreciada lechuga medicinal.

Recolección:
Toda la planta está recorrida por un látex blanco no tóxico. Las raíces se lavan a fondo, se cortan a lo largo y se ponen a secar a un máximo de 50°.

Partes utilizadas:
En infusión se emplean las hojas. En cocina y para elaborar vinos medicinales, se emplean las flores. Al menos dos veces al año se pueden recoger las raíces, tostarlas y preparar un sucedáneo del café.

Composición:
Hojas: flavonoides, vitaminas y cumarinas.
Raíces: inulina, resina y amargos.

Usos medicinales:
Colagogo y colerético, digestivo, depurativo. Las hojas tiernas y jóvenes son un exquisito plato como

ensalada, además de muy nutritivo. El único requisito es lavarlas bien para quitarles ligeramente su amargor. En medicina natural se emplea preferentemente para las afecciones hepatobiliares, siendo uno de los mejores remedios que existen para estas patologías. Disuelve y elimina los cálculos biliares y es un excelente e inocuo diurético. Se puede emplear también en arteriosclerosis, estreñimiento, obesidad, reumatismo y gota, así como en las enfermedades de piel. No se debe confundir con la Cerraja y el Cerrajón, ambas de la misma familia, pues éstas son más adecuadas para el ganado. La savia del látex aplicada directamente elimina las verrugas.

Usos culinarios:

Con sus raíces tostadas se prepara en muchos lugares de Iberoamérica un sucedáneo del café mucho más saludable y barato. En épocas de penuria económica algunos pueblos han podido sobrevivir comiendo solamente esta planta en su totalidad.

Las flores pueden formar parte junto con las hojas de una ensalada cruda o debidamente mezcladas con lechuga o escarola.

El vino medicinal se prepara dejando macerar las flores durante al menos 15 días.

Nombre: GERANIO

Pelargonium spp

Color de la flor: blanco, rojo, rosa

Floración:

Sabor: varios sabores, algunos a limón

El geranio forma arbustos de 90 cm. con hojas dentadas de color verde. Sus flores habitualmente son rosas que brotan en verano y necesitan un suelo bien drenado algo fértil. En condiciones favorables pueden crecer muy rápido y dar una gran fragancia.

Recolección:

Se multiplican por esquejes, los cuales se toman de las plantas a finales del verano. No debe trasplantarse al exterior si hay riesgo de heladas y si es así es mejor ponerlas en tiestos protegidos del frío. Los esquejes agradecen una tierra arenosa, pero no hay que obtenerlos dejando los tallos demasiado cortos.

Partes utilizadas:

Se emplean las hojas y flores.

Composición:

Contiene alcohol de feniletil, citronella, geraniol, linalol y terpinol.

Acciones medicinales:

Se le reconocen acciones como hemostático, cicatrizante, antiséptico, hipoglucemiante y anticanceroso general. Para la limpieza de la piel, antitumoral, obesidad, reafirmación del busto, ansiedad y debilidad. Internamente es un moderado antidiabético, controla la tendencia a las hemorragias y las úlceras, así como tiene algunas acciones contra la esterilidad y la astenia.

En uso externo es un buen ahuyentador de las avispas, mejora las varices y sabañones, así como alivia el herpes, las úlceras por decúbito y las aftas bucales.

Usos culinarios:

Todos los geranios son comestibles, De olor especial, algunas variedades tienen connotaciones a menta fresca y otras recuerdan algunos cítricos. Es recomendable arrancar las flores de la planta apenas unos momentos antes de consumirlas para que no pierdan su aroma. Se pueden poner en platos vegetales o de pescado, pero siempre en dosis moderadas.

Nombre: GLADIOLO

Gladiolus spp.
Color de la flor: variados
Floración: verano y otoño
Sabor: suave

Altura del gladiolo entre los 60 cm y los 180 cm.

Posee hojas ensiformes abrazándose mutuamente en la base, rígidas y erectas recorridas de numerosas nerviaciones paralelas.

Requiere bastante luminosidad; florece cuando los días son mayores de 12 horas.

Las temperaturas óptimas para su desarrollo son de 10-15 °C por la noche y de 20-25 °C por el día.

La plantación se hace a principios de la primavera, para que florezca en verano. Se pueden volver a plantar en torno a junio, de modo que el periodo de floración se extienda durante todo el verano.

Cuando la planta comienza a nacer deberá amontonar al pie de la misma alguna tierra, formando una especie de montículo.

El riego de los gladiolos a fondo al principio y luego muy escasamente hasta que aparezcan los brotes. A partir de este momento, el terreno debe estar húmedo, pero no inundado.

Durante el cultivo no debe faltarle el agua, en especial cuando aparezca la vara floral, porque podría abortar y no dar flores.

Recolección:
Época de floración del gladiolo: verano-otoño. En climas templados florece todo el año.

Usos medicinales:
Se le atribuyen propiedades afrodisíacas.
Usos culinarios:
Combina perfectamente con ensaladas verdes.

Nombre: **GOMBO (gumbo, ocra)**
Abelmoschus aesculentus
Color de la flor: amarilla roja
Floración: mitad de julio y agosto
Tacto: suave, dulce y ligeramente mucilaginosa

El gombo (del bantú *ngombo*) es una planta tropical con flores originaria de África. Su fruto, una cápsula de forma piramidal, parecida a un pimiento alargado y denominada "espárrago del pobre" por los habitantes de las Antillas, se cosecha antes de su plena maduración y se emplea como verdura y como condimento. Pertenece a la familia de las Malváceas. Su superficie es velluda y su corte transversal presenta cinco cavidades -en cada una de las cuales es visible una semilla- y deja escapar, aún crudo, la sustancia viscosa que le es característica. Existen dos variedades: los gombos verdes y los gombos rojos.
El gombo se cultiva en los huertos familiares.
El índice de maduración lo constituyen un tamaño deseable y unas puntas fáciles de cortar.
Es una verdura frágil, que se conserva de dos a tres días en el frigorífico en una bolsa de papel.

Usos medicinales:
Se emplea como demulcente (suavizante de las mucosas y tejidos), gracias a su abundancia de mucílagos.
Usos culinarios:
Las semillas maduras, tostadas, pueden utilizarse para preparar un sucedáneo del café, pero no contiene cafeína.
El fruto contiene una sustancia mucilaginosa (de textura gelatinosa) útil para espesar sopas y ragús. Se recomienda elegir gombos bien coloreados de menos de 10 cms. de largo para que no estén demasiado

duros. El gombo se come crudo o cocido y forma parte de los múltiples platoss. Se utiliza especialmente en la preparación del calalou o caralcu (en Cayena).

Las flores combinan bien con platos de tomate, cebolla, pimiento, así como con curry, coriandro, limón y vinagre.

Nombre: GUISANTE
Pisum sativum
Color de la flor: blanca, rosa, azulada
Floración: mayo, junio
Sabor: a guisantes crudos

El guisante, arveja o chícharo (*Pisum sativum*), es la pequeña semilla comestible de la planta que se cultiva para su producción y de la cual algunas variedades se pueden consumir las propias vainas por ser muy tiernas.

Hierba anual que pertenece a la familia de las Papilonáceas. Tiene hojas con estípulas muy grandes, una legumbre algo inflada y semillas lisas, flores aisladas o por pares, grandes, azuladas con alas manchadas.

Se siembra en rastrojos de cebada y trigo, que se alzan y tercian. Se hace un surco profundo en el cual se pone la simiente a chorrillo y a unos cuantos dedos de distancia entre ellos, abriendo luego otro surco para taparlo con algo de tierra. Cuando comienzan a brotar se arrastran y se cavan, limpiándolos de malas hierbas y poniéndoles tierra fresca. Una vez comprados verdes hay que sacarles el grano y cocerlos rápidamente ya que se oxidan con facilidad.

Composición:
Calcio, hierro y fósforo.

Usos medicinales:

Son reconstituyentes y muy energéticos. Ayudan al desarrollo óseo del niño, siendo adecuado, por tanto, en las embarazadas y lactantes. Tonifican el sistema nervioso.

Como todas las leguminosas, además de ser una buena fuente de proteínas, minerales y fibras es beneficiosa para la tierra, ya que fija el nitrógeno en el suelo debido a ciertas bacterias que proliferan en los nódulos de las raíces y producen nitratos.

Los guisantes frescos son ricos en vitaminas del grupo B, principalmente del grupo B1 y B2 y contienen también vitamina A y C. Por su riqueza en almidón y en glúcidos no convienen en regímenes de adelgazamiento. Aportan 78 calorías por cada 100 gramos.

Usos culinarios:
Las flores de los guisantes pueden tomarse en ensalada junto con los frutos tiernos.

HIPERICÓN
Hypericum perforatum
Color de la flor: amarilla
Floración: agosto
Sabor: suave

Se conoce también como *Corazoncillo* o *Hierba de San Juan.* Se trata de un arbusto de la familia de las Gutíferas, de tronco rígido y ramificado de hasta 50 cm. de altura. Las hojas dispuestas dos a dos están punteadas de manchitas que se ven al trasluz. Las flores son amarillas con cinco pétalos que simulan una estrella.

Recolección:
Se recolecta al terminar la floración en el verano.
Partes utilizadas:
Se emplean las flores y las hojas.

Composición:
Contiene hipericina, hiperósido, rutina, aceite esencial, tanino, flavonoides y quercetol.

Usos medicinales:
Sedante, astringente y vulnerario. Es el mejor antidepresivo natural que existe, sin que tenga efecto excitante. Corrige la ansiedad, las taquicardias y las neurosis. Mejora las funciones biliares, las varices y las neuralgias.

Externamente es un remedio natural contra las quemaduras, las heridas, contusiones y llagas. Con las flores se prepara un delicioso vino medicinal para combatir los decaimientos. Esta hierba también tiene cualidades antiespasmódicas (puede ser útil para tratar los espasmos gastrointestinales, el síndrome del colon irritable y el asma bronquial) y antimicrobianas (uno de sus componentes, la hipericina, es muy activo contra los virus del herpes simple, la gripe y la mononucleosis) y distintas bacterias patógenas (causantes de infecciones de la garganta y el oído, las vías urinarias y el aparato digestivo).

Usos culinarios:
Sus pequeñas y delicadas flores admiten bien las mezclas diversas, incluso en ensaladas. No modifican sensiblemente el sabor de los alimentos.

Nombre: HISOPO
Hyssopus officinalis
Color de la flor: azul, rosa, blanco
Floración: julio a octubre
Sabor: similar a la tónica

Subarbusto de hojas de fuerte aroma que se abren en espigas de 40 cm. de longitud, con flores de color azul, rosa o blanca. Se puede sembrar mediante semilla o por división en primavera, aunque los esquejes agarran mejor en verano. Es necesario un suelo bien drenado, pero se adapta a suelos pobres arenosos o alcalinos. Necesita un lugar soleado y la poda se hace en primavera a 5 cm. del suelo.

Recolección:
Se emplean las flores y hojas secadas rápidamente.

Composición:
Contiene un aceite esencial con tuyona, marrubiína, ácido caféico, clorogénico, rosmarínico, flavonoides, fitosterol, triterpenos y colina

Usos medicinales:
Es antiséptico, balsámico, emenagogo. La esencia es uno de los remedios más rápidos para cortar las crisis alérgicas. Mejora el asma, las bronquitis, la tos y la gripe. En infusión es útil para las digestiones lentas, los gases y la falta de apetito.

Usos culinarios:
En la cocina mezcla bien con todos los amargos: alcachofas, berenjenas, achicoria…

Nombre: LAVANDA (Espliego)
Lavanda angustifolia
Color de la flor: púrpura, rosa, blanca
Floración: junio, finales de agosto
Sabor: altamente perfumada

Presenta hojas opuestas, simples, enteras. Posee inflorescencias dispuestas en pisos separados a lo largo del eje florífero, axilados por brácteas "florales", y una corona de brácteas que aparecen en lo alto de la inflorescencia, cuya función es atraer a los insectos polinizadores.
Las flores son de color azul-púrpura, pequeñas, con un cáliz tubular, con 5 dientes cortos y un apéndice

romboidal en la parte superior. La corola es bilabiada, con el labio superior recto, erguido, formado por dos lóbulos. El labio inferior trilobado. Poseen cuatro estambres.

La recolecta de las flores para uso medicinal o culinario se lleva a cabo en los meses de julio y agosto.

Las hojas de color verde claro que terminan en lanza, llegando alcanzar el metro de altura. Crece espontáneamente en zonas de litoral y montaña y se puede cultivar fácilmente.

Recolección:

Se realiza en verano.

Partes utilizadas:

Se emplean sus flores antes de abrirse dejándolas a la sombra sin que la temperatura pase de 35° C.

Composición:

Linalol, cumarina, tanino, saponina, heterósidos y acetato de linalino.

Usos medicinales:

Es ligeramente sedante, antiespasmódica, diurética e hipotensora. Se emplea para moderar la irritabilidad, la agresividad y la neurastenia. Tiene efectos balsámicos y antisépticos en las afecciones del aparato respiratorio. También se emplea en hemicráneas, jaquecas, alergias y para mejorar la digestión en personas nerviosas. Externamente es muy eficaz para calmar dolores reumáticos, en las dermatosis y para la alopecia. La infusión sirve igualmente para lavar heridas, llagas, quemaduras y aliviar el dolor. Antiguamente se le consideraba un buen remedio contra la blenorragia.

Su aceite esencial puede emplearse para neutralizar el veneno de las víboras, aunque no es un efecto contrastado.

Usos culinarios:
Mezcla especialmente bien con los helados y postres fríos.

Nombre: LILA
Syringa vulgaris
Color de la flor: blanco, rosa, púrpura
Floración: abril a mayo
Sabor: ligeramente a bitter

Especie originaria del Sureste de Europa, Balcanes, donde con su madera se fabricaban las flautas.
Se trata de un arbusto grande o árbol pequeño de 3-7 m de altura, hojas caducas, lanceoladas, con el haz verde oscura y el envés blanco lanoso, dentadas.
Las flores violetas o, más raramente blancas, pequeñas y olorosas con los tubos de la crola anaranjados, son muy atrayentes para las mariposas. Nacen en las ramas del año anterior. También se cultiva como seto contra las paredes o para formas arriates. En macetas para adornar terrazas.
Soporta tanto los suelos arenosos como los arcillosos, las situaciones umbrosas, fríos intensos, suelos secos, etc. Para que su floración surja en todo su esplendor, necesitan estar ubicadas en zonas que tengan inviernos fríos. No hay que utilizar fertilizantes antes de que finalice el período de floración ya que sería perjudicial para la floración del próximo año.
En invierno haga sólo podas de limpieza, para eliminar ramillas muertas o dañadas. Jamás pode a fondo en esa época, pues la planta forma sus ramilletes de flores a partir de las yemas preexistentes desde la temporada anterior. Si usted las llega a podar, estará eliminando los puntos de formación de flores.
En primavera, tras la floración de las lilas ha de eliminar aquellas flores que estén secas o que

parezcan marchitas, además de las ramas muertas y las que estén envejecidas.

Otros usos:
El aceite esencial de las flores se utiliza en la elaboración de perfumes.

Usos culinarios:
Las flores armonizan perfectamente con dulces de chocolate.

Nombre: MALVA REAL (Alcea)
Alcea rosea L.
Color de la flor: variado
Floración: julio
Sabor: poco, ligeramente amargo

Se encuentra en Europa (en la región mediterránea, donde se ha naturalizado), China y América del Sur.

Esta planta herbácea ha saltado de los jardines para naturalizarse y la podemos encontrar asilvestrada. Con más de un metro de altura, (puede llegar a medir hasta 2,5 m), erecta, por sus flores grandes y vistosas a lo largo del tallo es muy apreciada en jardinería, a pesar de que su aroma es inapreciable o carece de él.

Las flores cuentan con un pequeño pedúnculo de entre 3 y 5 cm, aunque el tamaño es muy variable; también los pétalos presentan gran variedad: de unos 5 cm o más, pero de una gama extensa de colores. Son ovados (con forma de huevo) y axiales.

Tiene epicáliz, un conjunto de brácteas que se superponen al cáliz, de tal forma que en apariencia cuenta con un segundo cáliz con 6 u 8 piezas, de un tamaño de aproximadamente un tercio del cáliz. Se aprecia en la fotografía de la derecha.

Usos medicinales:

Para usos medicinales se recogen las flores cuando la planta se encuentra en plena floración y se secan en un lugar aireado a la sombra. Contienen grandes cantidades de mucílago, aceites esenciales, antocianinas y taninos.

Se emplean por su acción emoliente y resolutiva en el tratamiento de enfermedades respiratorias obstructivas y en el asma. La maceración en agua fría a base de 2 cucharadas por taza de agua se emplea contra la tos y para aliviar los ataques de asma.

El pigmento, de color azul oscuro, se utiliza en la preparación de medicamentos. En uso externo se emplea en gargarismos contra inflamaciones bucofaríngeas y en apósitos para facilitar la cicatrización de heridas.

Usos culinarios:

En Latinoamérica, se emplea como verdura y las flores como condimento.

Las hojas tiernas y cogollos se pueden comer cocidas con sal, pimienta roja, limón y cebolla. Las flores mezclan bien con calabacines, maíz y guisantes.

Nombre: LIMÓN
Citrus limón
Color de la flor: blancas
Floración:
Sabor: cítrico

El limonero es un árbol de 5 metros de altura, originario de la India, el cual fue traído por los cruzados cristianos a los países del Mediterráneo.

Crece muy bien en climas fríos y dan fruto casi todo el año, siendo los mejores los que se recogen entre octubre y diciembre. Si deseamos que estos frutos no pierdan sus cualidades de aroma y sabor hay que sumergirlos en agua hasta su consumo, renovándola de vez en cuando.

Las flores suavemente fragantes pueden ser solitarias o puede haber 2 o más en las axilas de la hoja. Los brotes son rojizos; las flores abiertas tienen 4 ó 5 pétalos de 2 centímetros de largo, blancas en la superficie superior, púrpura debajo y entre 20 y 40 estambres unidos con las anteras amarillas.

Composición:

Un limón puede aportar 35 calorías/100 gr, un 89% de agua, 7% de carbohidratos, 0,5% de grasas, 0,7% de proteínas, calcio, cloro, hierro, yodo, cobre, fósforo, magnesio, potasio y zinc, además de vitaminas C y B. También se encuentran ácidos málico, cítrico y fórmico, inositol y cumarinas.

Usos medicinales:

Es remineralizante, refrescante y alcalinizante, aunque su contenido en ácido pueda indicar lo contrario. Sus ácidos, al llegar al estómago, generan alcalinos (carbonatos) y neutralizan, por tanto, la excesiva acidez estomacal.

Se piensa que es bueno para el corazón y que tiene una buena acción protectora sobre la pared vascular, aunque este efecto es más intenso con la cáscara que con el zumo. Mejora la hipertensión, la coagulación sanguínea y la cicatrización de las heridas, favoreciendo la absorción del hierro.

Estimula el sistema nervioso, ayuda a mejorar las funciones biliares (especialmente mezclado con aceite de oliva) y provoca sudor y, por tanto, baja la fiebre. Se le encuentran acciones positivas contra el envejecimiento, el reuma y la gota, además de contribuir a eliminar parásitos intestinales.

Externamente se le reconocen acciones para desinfectar heridas. También refuerza las defensas orgánicas, los gargarismos ayudan a curar la amigdalitis y tiene un buen efecto tónico.

La esencia de limón, absorbida por vía sublingual calma los dolores de cabeza en pocos minutos.

Como precaución, el zumo de limón puro no debe ser consumido, salvo diluido con agua y con parte de su fibra, así la absorción intestinal será lenta. Otra manera muy eficaz es tomar gajos de limón, comiendo incluso la cáscara.

El zumo de limón ayuda a adelgazar y mezclado con agua y azúcar mejora los estados gripales.

Es una buena loción para mejorar la piel grasa, las espinillas y la seborrea capilar. Tiene una gran acción refrescante y sus propiedades incluso pueden pasar a través de la piel.

Como dentífrico limpia y blanquea los dientes, aunque hay que emplearlo solamente dos veces en semana.

Alivia las picaduras de insectos, los pies cansados, los sabañones y suaviza la piel de las manos.

Las flores conservan parte de estas propiedades, aunque más suavizadas.

Usos culinarios:
Las flores combinan con dulces que lleven yogur o arroz. También con pescados.

Nombre: MANZANILLA
Anthemis nobilis
Color de la flor: pétalos blancos; centro amarillo
Floración: finales de junio
Sabor: manzana dulce

La manzanilla es una planta conocida desde tiempos inmemoriales como medicinal, y actualmente existen grandes plantaciones de ella con el objeto de exportar las flores secas para la obtención de aceites esenciales. Es una planta anual cuya floración se produce a fines del invierno y en primavera.

Esta planta anual suele alcanzar el metro de altura y está ramificado hasta su extremidad. De pequeñas flores amarillas, suele crecer por los prados, las laderas de la montaña y a lo largo de los caminos. Necesita un terreno fértil, soleado, húmedo y con buen drenaje.

Recolección:

Se realiza en verano y no se deben recoger las flores maduras, ya que la máxima cantidad de esencia se produce después de la floración. Se suele confundir con la vellorita, aunque esta tiene los pétalos violáceos. Se seca a la sombra sin pasar de los 35º C. Hay que recogerlas sin tallo, en tiempo seco y evitar manipularlas.

Partes utilizadas:

Se emplean las flores.

Composición:

Flavonoides, luteolo, quercetol, camazuleno, bisalobol, cumarinas, mucílago, sales minerales, fitosterina y vitaminas.

Usos medicinales:

Calmante nerviosa, antiespasmódica, tónica y digestiva. Se emplea popularmente para mejorar la digestión y la excitación nerviosa, así como para mejorar el sueño. Tiene acciones positivas en la función biliar y el reumatismo, así como contra las neuralgias y la fiebre intermitente. Externamente se emplea para lavados de ojos en conjuntivitis, aunque es poco eficaz y debe ser sustituida por Eufrasia.

Suele ser confundida con la variedad amarga, especialmente en cuanto a utilidad terapéutica. Esta última es muy adecuada para mejorar la digestión y las funciones biliares, mientras que la dulce debería ser empleada solamente para lavados de piel y calmar el sistema nervioso.

En homeopatía es eficaz para calmar los dolores dentales en los bebés.

El aceite esencial se usa en licorería. Las inflorescencias se usaron para aromatizar cervezas y como sustituto del lúpulo. Se ha usado la infusión para teñir de rubio los cabellos. Las flores secas para teñir de dorado. Como repelente de insectos. Se ha echado alrededor de las casas para alejar hechizos y encantamientos

Usos culinarios:

Los pétalos crudos se usan en ensaladas dulces o ensaladas, y para hacer té.

Nombre: MARGARITA MENOR (Vellorita)
Bellis perennis
Color de la flor: blanca con pétalos púrpura
Floración: abril a septiembre
Sabor: amargo suave

Esta planta es considerada como bianual, pero en buen estado, es solamente de temporada. Suele tener una altura de hasta 20 cm, hojas dispuestas en roseta basal, de contorno oboval-espatulado, con 1 nervio central y el margen crenulado, pecioladas.

Sus flores vienen en botones compactos y su colorido es muy variado como el blanco, rosa y rojo entre otros. Florece prácticamente durante las cuatro estaciones, dependiendo en la época en la que haya sido sembrada. Perteneciente a las compuestas, se la encuentra en lugares sombríos y húmedos.

Hay que renovar las matas cada primavera.

Recolección:

Desde la primavera hasta el verano.

Partes utilizadas:

Se emplean las flores.
Composición:
Saponina, tanino, resina y esencias.

Usos medicinales:
Es emoliente, antitusígena y bactericida. Se emplea en tumores de mama, niños debilitados e insomnio. Externamente sirve para suavizar la piel y desinfectarla. Tiene sinergia con la Prímula en los tumores mamarios.
Usos culinarios:
Se come cruda en ensaladas.

Nombre: MARGARITA MAYOR
Chrysanthemum leucanthemum
Color de la flor: amarillas, blancas en el centro
Floración: abril a agosto
Sabor: suave

De la familia de las asteraceas, tiene una altura de 60-90 cm, aunque con variedades enanas de 25 cm.
Hierba perenne, tallos simples o ramificados, con distintos tipos de hoja, siendo las que se encuentran en la base de forma de espátula o redondeadas y las de la parte superior de forma alargada o lobular con los bordes dentados
Las flores constan de botón central de color amarillo, rodeado de falsos pétalos blancos, unidas en el extremo de un largo tallo. Muchas tienen los pétalos en forma de plumón que dan un aspecto lanudo muy especial. Florece desde principios de primavera hasta finales de verano.
Requiere un período de frío y días largos para iniciar la floración. Buen comportamiento en gran variedad de climas, incluidos los -5ºC.

El riego moderado es suficiente, dejando que la tierra se seque antes de repetirlo.
Se pueden cortar para favorecer la floración.

Usos culinarios:
Combina con cualquier plato de sabor suave, preferentemente con vegetales crudos.

Nombre: MEJORANA
Origanum majorana
Color de la flor: rosa suave, blanquecinas
Floración: junio a agosto
Sabor: picante, dulce

Perteneciente a una familia de especies muy similares, es un subarbusto que alcanza los 60 cm de altura y posee habitualmente florecillas blancas. Las hojas tienen un gusto similar al tomillo y por eso se usan como condimento.
Se suele confundir con el Orégano y aunque sus aplicaciones sean similares, botánicamente se pueden diferenciar por las flores, que en el orégano son más numerosas y de color rosa.
Recolección:
Se planta en primavera mediante esquejes, aunque las semillas se pueden mezclar en cualquier época, siendo muy lentas de germinar. Se ponen a pleno sol y aunque en invierno es mejor tenerla resguardada del frío es una planta perenne. Los tallos se cortan en cuanto brotan las flores y se secan rápidamente.
Partes utilizadas:
Se emplean las sumidades floridas.
Composición:
Aceite esencial con terpineol, timol y carvacrol, tanino, ácido caféico, rosmarínico, flavonoides e hidroquinona.

Usos medicinales:
Es digestiva, antiespasmódica y diurética. Su uso más frecuente es como digestiva, espasmolítica y carminativa, así como sedante suave. Tiene poder antiséptico en las infecciones urinarias y es ligeramente hipotensora. Externamente sirve para lavados nasales en caso de sinusitis, herpes y heridas.

Usos culinarios:
Para platos de carne y macarrones con tomate.

Nombre: MELISA
Melissa officinalis
Color de la flor: crema y blancas
Floración: julio a agosto
Sabor: limón

Perteneciente a una familia de especies muy similares, es un subarbusto que alcanza los 60 cm. de altura y posee florecillas blancas. Las hojas tienen un gusto similar al tomillo y por eso se usa como condimento.

Recolección:
Se planta en primavera mediante esquejes, aunque las semillas se pueden mezclar en cualquier época, siendo muy lentas de germinar. Se ponen a pleno sol y aunque en invierno es mejor tenerla resguardada del frío, es una planta perenne. Los tallos se cortan en cuanto brotan las flores y se secan rápidamente.

Partes utilizadas:
Se emplean las hojas y las flores.

Composición:
Contiene resina, mucílagos, glucósido y saponina en las hojas. La esencia es rica en linalol, citral, geraniol y citronelal, así como en limoneno que le da el sabor característico.

Usos medicinales:

Es digestiva, carminativa, antiséptica y algo sedante. Es una planta muy eficaz en afecciones "de la mujer", especialmente dismenorreas, jaquecas e histerismos. También tiene buenos efectos como antiespasmódica, sedante y para cortar las náuseas y vómitos del embarazo. Corrige las palpitaciones, ansiedad, vértigos y otros trastornos propios de un sistema nervioso alterado, lo mismo que los calambres y la vaginitis nerviosa. Externamente se emplea para mejorar las heridas, lavar los ojos enrojecidos y como un estupendo baño aromático relajante. Calma el picor de las picaduras de insectos y evita el estancamiento de la leche materna. No induce al sueño, por lo que es un remedio tranquilizante para tomar durante el día. Desde hace siglos se le ha considerado la mejor hierba para combatir la melancolía y la tristeza.

Otros usos:

Tiene sinergia con el Hipericón en las depresiones nerviosas. Con la Melisa se fabrica la popular "Agua del Carmen" o "Agua de Melisa", la cual fue popularizada por los monjes Carmelitas en 1611 y que aún se puede encontrar en herboristerías y farmacias antiguas.

Usos culinarios:

Para realzar el sabor de las ensaladas.

Nombre: MENTA

Menta piperita
Color de la flor: rosa y blanca
Floración: julio a septiembre
Sabor: más suave que las hojas

La más popular de las plantas aromáticas. Hay quien asocia esta hierba con el poder, la sexualidad y la divinidad, aunque su uso como digestiva es el que más arraigo ha tenido. Resistente a las plagas, solamente necesita agua en abundancia y protegerla del sol fuerte. Si lo hacemos así crecerá rápida y abundante, pudiéndose podar repetidas veces durante el año.

Recolección:

Una vez pasado el verano deberemos cortar los tallos al ras y cubrir el lecho de tierra fértil. Como se reproduce todos los años, será necesario levantarla de vez en cuando y dividir las raíces, lo que mejora su posterior crecimiento. Podemos cultivarla en cualquier recipiente y tendremos hojas en apenas cuatro semanas, aunque su floración se limitará al principio del verano, momento adecuado para cogerla. Hay que manipularla con precaución pues se ennegrecen fácilmente.

Partes utilizadas:

Se emplean las hojas.

Composición:

Taninos, triterpenos, mentol, mentona, flavonoides, ácidos fenólicos, ácido oleanílico, enzimas y pectinas.

Usos medicinales:

Es antiespasmódica, carminativa, antiséptica, balsámica y afrodisíaca. Sus usos más frecuentes son como saborizante de otras hierbas, en licorería, ambientadores y cosmética. Sin embargo, es también un buen remedio para mejorar la función biliar, evitar las malas digestiones, impedir la formación de gases intestinales y suavizar los espasmos. Igualmente nos ayuda a combatir el mareo de los viajes, el vértigo, las palpitaciones nerviosas, los dolores de cabeza y fluidificar las vías respiratorias. Externamente tiene buenas propiedades como antiséptico, antineurálgico, antidoloroso en problemas reumáticos y para aliviar

los dolores dentales. Combate el mal aliento y se le atribuyen ligeras propiedades afrodisíacas en la mujer.
Usos culinarios:
En la cocina admite toda clase de mezclas, tanto en alimentos salados, como dulces, rivalizando en sabor con la Hierbabuena. Las flores son especialmente intensas en su sabor.

Nombre: NARANJO AMARGO (Flor de Azahar)
Citrus auranticum
Color de la flor: blancas
Floración: finales de marzo
Sabor: primero dulce, posteriormente ligeramente amargo

Árbol con la copa en forma de cúpula, perenne, con hojas verdes y esparcidas, las flores se sitúan en las extremidades de las ramas y se la conoce como *Flor de Azahar*. Procede de la India y en la actualidad crece en climas templados, aunque es desconocido en forma silvestre. Suele alcanzar los 8 m de altura.
Recolección:
Se puede hacer varias veces al año y se recogen las flores cerradas o abiertas en verano. Se ponen inmediatamente a secar a la sombra, bien esparcidas sobre telas porosas que dejen pasar el aire, o sobre enrejados metálicos, y en lugar bien ventilado. Las que vayan a usarse para extraer la esencia o fabricar el 'agua de azahar' se utilizan inmediatamente, estando frescas.
Partes utilizadas:
Flores y frutos
Composición:
Esencia de limoneno, hesperidia, glucosa, tanino y ácidos en las hojas.

Limoneno, pineno, citroneol, nerol, canfeno, linalol -
+y geraniol en las flores.
Citral, hesperidina, vitaminas, enzima, pectina y
flavonoides en la corteza de los frutos.

Usos medicinales:
La esencia de Azahar tiene efectos sedantes y
antiespasmódicos. La cáscara del fruto es digestiva y
venotónica. Las flores y, por tanto, la esencia, son un
remedio tradicional contra el insomnio, la excitación
nerviosa y el histerismo. Alivia la tos nerviosa y el
estrés. La cáscara se emplea para las enfermedades
venosas, especialmente hemorroides y varices, aunque
también se le han encontrado buenos efectos en la
arteriosclerosis. Mejora la resistencia capilar, los
edemas por estancamiento venoso y la tendencia a las
hemorragias. Es un buen remedio para aplicar en el
embarazo por su inocuidad. Recientemente se emplea
el aceite de sus semillas para combatir el exceso de
colesterol, ya que son muy ricas en ácidos grasos
esenciales. Tiene sinergia con la cáscara del limón en
la patología venosa.
Usos culinarios:
Para mezclar con mantequilla. En general, platos de
origen árabe.

Nombre: ORÉGANO
Origanum vulgare
Color de la flor: blanca
Floración: junio a agosto
Sabor: picante, acre como las hojas

Aunque existen diversas variedades y es normal
confundirlo con la Mejorana, a fin de cuentas es de la
misma familia, recomendamos para plantar en
macetas la variedad Origanum onites, la cual

encontraremos fácilmente en las floristerías. Este Orégano necesita sol y un suelo suelto, nada apelmazado, crece casi 60 cm y es bastante productivo durante años, aunque muere todos los inviernos. Si tenemos la precaución de podarlo enérgicamente al final del verano y trasladamos la maceta a un lugar cálido, quizá nos de hojas nuevas incluso en época fría.

Recolección:
En tiempo de floración, entre julio y septiembre, recoger los tallos más gruesos. Para plantarlo se hace por división o por esquejes de brotes tiernos en primavera. Si es por semillas hay que ponerlas en una cajonera a una temperatura media de 15ª C.

Partes utilizadas:
Se emplean las sumidades floridas.

Composición:
Terpineol, ácido caféico, timol, carvacrol, rosmarínico y clorogénico, flavonoides, linalol y ácido ursólico.

Usos medicinales:
Carminativo, expectorante y antiséptico. Mejora las digestiones, impide la formación de gases y tiene efecto tónico general. Ayuda a producir la menstruación y suaviza las vías respiratorias. Externamente se puede emplear para lavar heridas, quemaduras, úlceras y en dolores reumáticos. La esencia es eficaz para calmar localmente el dolor de oídos.

Usos culinarios:
Combina especialmente bien con cualquier tipo de pasta.

PASIFLORA
Passiflora edulis

Botánica:

Conocida también como *Pasionaria,* se trata de una planta trepadora de las Pasifloráceas que se encuentra en terrenos templados, sirviendo habitualmente como decorativa. Se considera en el ámbito popular que esta planta tiene relación con la Pasión y Muerte de Jesús ya que con un poco de imaginación puede verse en ella los clavos y la corona de espinas. De ahí las otras denominaciones "Pasionaria" y "Flor de pasión".

Recolección:

Se recolectan las flores en mayo y las hojas en marzo y abril. Hay que tener cuidado porque suelen ser nido de abejas.

Partes utilizadas:

Se emplean las flores.

Composición:

Alcaloides, fitosteroles, flavonoides, heterósidos, calcio y azúcar.

Usos medicinales:

Es sedante general de efecto suave. Es un buen calmante nervioso, siendo eficaz para tratar la angustia, ansiedad y los trastornos de la menopausia. También en casos de arritmias, temblores seniles y palpitaciones. Su efecto es bastante rápido, incluso en casos de insomnio. Es un sedante adecuado para los niños.

Usos culinarios:

La variedad *Edulis* es la más adecuada como comestible. Es adecuada para macedonias de frutas dulces.

Nombre: PERIFOLLO
Anthriscus cerefolium
Color de la flor: blanco
Floración: mayo, junio

Sabor: parecido al perejil, indirectamente a los cítricos

Está emparentado con el perejil con el que se confunde a menudo.

Se trata de una hierba anual de 50 cm hasta 80 cm de altura, cubierta de pelos, aromática, de hojas planas, de encaje, con un suave aroma anisado y de color verde claro, que se tornan marrones rojizas cuando la planta madura.

Florece desde finales de primavera y en verano, produciendo umbelas planas cargadas con flores blancas menudas. Es una planta anual de exteriores, fácil de cultivar. Prefiere un terreno húmedo, sombreado, que debe regarse abundantemente.

Es de crecimiento rápido y en zonas frías no conviene plantarlo antes de marzo.

Las hojas secas se utilizan para dar sabor a sopas, carnes, pescados, salsas y platos con huevos, por lo que se pueden reemplazar con las flores, de sabor un poco más suave. Mezcladas las flores con otras hierbas realzará el sabor de aquellas, siendo adecuado para las ensaladas verdes, los huevos, carnes y pescados.

Usos medicinales:
Una ensalada de flores de perifollo constituye un fuerte tónico y estimulante del apetito.
Como planta medicinal es depurativo de la sangre y diurético.

Usos culinarios:
Picadas en mantequilla ablandada acompañan la carne o las aves a la parrilla, constituyendo un condimento aromático en sopas, y combinando bien con huevos y quesos.

Puede aromatizar el vinagre de vino y para preparar una infusión en agua que refresca la piel.

La sopa se prepara sofriendo tres cucharadas de flores picadas frescas, en dos a tres cucharadas de mantequilla o aceite; a continuación se añaden dos cucharadas de harina y se diluye con algo de caldo frío o simplemente agua. Luego se añade a la mezcla medio litro de caldo caliente, un poco de sal y se deja cocer todo unos veinte minutos. Antes de servir se puede añadir una cucharada de crema de leche o nata líquida.

Nombre: PIMPINELA MENOR
Poterium sanguisorba
Color de la flor: rojo
Floración: julio a agosto
Sabor: a pepino o nueces

Las flores rojas que brotan a principios del verano forman unas cabezuelas pequeñas y esféricas de unos 12 mm de diámetro.

Esta planta herbácea perenne se desarrolla mejor en un suelo calcáreo y bien drenado, y en un emplazamiento resguardado y con sol. Se siembra en primavera o a finales del verano, en hileras a 25 cm de distancia entre ellas.

Usos medicinales:
Se emplea como aperitivo y ante trastornos del sistema digestivo. Tiene propiedades diuréticas, hemostáticas y vulnerarias.

Usos culinarios:
Vinagre de pimpinela: un aderezo picante que se suma a la variedad de ingredientes que aliñan una ensalada.
Mantequilla de pimpinela, para untar pescados o carnes a la parrilla.

POLEO
Mentha pulegium

Confundida habitualmente con la menta, el Poleo es, sin embargo, una planta con identidad propia y con un olor y sabor muy agradables. Es una planta cespitosa que llega a crecer hasta los 30 cm de altura y suele aparecer espontánea por linderos de caminos y cerca de plantaciones de gramíneas. El suelo debe ser algo húmedo, sin encharcar y aunque tolera bien el fuerte sol, es necesario protegerla de vez en cuando con algo de sombra.

Recolección:
Se recoge a finales del verano, cuando su floración es mayor y podemos aprovechar para sembrar sus semillas en macetas. De crecimiento fácil y rápido, solamente hay que protegerla del fuerte viento, regarla abundantemente y cortar las ramas respetando el tallo. De hacerlo así, tendremos hojas para infusiones varias veces al mes.

Partes utilizadas:
Se emplea la planta entera.

Composición:
Isomentona, aceite esencial, mentona, pulegona y piperitenona.

Usos medicinales:
Aperitivo, digestivo, espasmolítico. Se emplea como digestivo y saborizante de otras hierbas. Mejora la función biliar y las jaquecas. Tomado unos días antes del parto acorta la duración y mantiene las contracciones.

Usos culinarios:
Se emplea en cocina igual que la menta, especialmente en dulces, helados y sopas.

Nombre: RÁBANO
Raphanus sativus
Color de la flor: blanca, rosa, amarilla
Floración: mayo, junio y julio
Sabor: Picante

Las variedades de rábano de tamaño pequeño se originaron posiblemente en la región mediterránea, mientras que los rábanos grandes serían originarios de Asia, principalmente de zonas de Japón y China. Hace más de 3.000 años los chinos ya cultivaban esta planta, que también fue muy apreciada por los antiguos egipcios y griegos. Los rábanos se conocen hoy en todo el mundo, aunque su cultivo es más o menos extensivo sólo en países del Lejano Oriente como Japón, en donde es una de las hortalizas principales, con cultivares alargados y grandes, bastante diferentes a los rabanitos usados en nuestro país.

El rábano es apreciado por su sabor fresco y ligeramente picante, pero no es una hortaliza que se destaque especialmente por el aporte nutricional. Se consume fresco, en general entero o cortado en rodajas, en ensalada. En Asia, parte importante de su consumo es como producto encurtido o pickle, en diversas modalidades de proceso.

Composición:
Agua: 91%, proteínas: 0,9g, grasas: 0,1g, hidratos de carbono: 2,4g. Muy rico en fibras, con muy pocas calorías (20 Kcal. por 100 g), contiene muchos minerales y vitaminas sobretodo las vitaminas A y C.

Usos medicinales:
Tanto el rábano como sus flores drenan el hígado y la vesícula biliar. Reestablece un funcionamiento

harmonioso de esos órganos y permite la eliminación de toxinas y restos alimentarios no deseables.

Tiene propiedades antiespasmódicas y diuréticas.

Usos culinarios:

Las flores se pueden consumir mezcladas con hortalizas, mejorando el sabor y poniendo un poco de fantasía a las ensaladas.

Nombre: ROSA

Rosa spp.

Color de la flor: blanca, rosa, amarilla, roja

Floración: mayo, junio, septiembre

Sabor: parecida al bitter

Nombre común o vulgar: Rosal trepador.

Son rosales con unos tallos largos, que le permiten trepar por pérgolas, paredes, vallas, muros, arcos, columnas decorativas, celosías o porches.

Hay variedades de tres tipos:

- Reflorecientes y con las flores grandes.
- Reflorecientes y con las flores pequeñas, en ramilletes.
- No reflorecientes. Estos dan una sola floración al año, en primavera, pero es abundantísima, llegando a cubrir todas las trepadoras de pequeñas flores en ramilletes.

También se cultivan en tiestos o jardineras profundas para decorar terrazas.

Las rosas crecerán muy bien en casi cualquier lugar fuera del trópico.

En climas calurosos y secos prosperan y florecen tanto que tienden a tener una vida más corta, sobre todo si no se les permite un descanso en verano. Si se les priva de agua entrarán en estado de reposo y perderán las hojas en verano, pero florecerán de nuevo en otoño.

Composición:

Rica en vitaminas A, B y C.

En la rosa destacan dos ingredientes, el tanino, de acción astringente, y la esencia, a los que debe sus virtudes.

Usos medicinales:

El campo de acción terapéutica de la rosa es muy amplio. A nivel externo destaca su uso como oftálmico y para problemas de la piel.

Los pétalos de las rosas rojas son más apreciados en medicina que los de las rosas blancas, por tener mayor cantidad de tanino, a cuya presencia se deben atribuir sus propiedades ligeramente astringentes; por este motivo son las rosas rojas las preferidas para obtener colirios y en las enfermedades crónicas de los ojos. El agua destilada de rosas obra por sí misma como colirio y sirve de base a otros, obtenidos añadiéndole sustancias como el sulfato de zinc. Es una de las esencias más antisépticas. Esta virtud, unida a sus cualidades ligeramente tónicas y suavizantes y a su acción sobre los vasos capilares, la hacen apta para casi todos los tipos de piel, en particular para pieles maduras, secas o sensibles, y en todos los casos de rojez o inflamación.

A nivel interno tiene cuatro grandes campos de acción:

En la esfera genital de la mujer actúa regulando sus funciones, contra los flujos excesivos de sangre y como reputado afrodisiaco (en este sentido la farmacopea hindú lo refuerza con sándalo).

A nivel cardio-circulatorio la rosa y su esencia tienen numerosas acciones. Es beneficiosa para el corazón, lo estimula y promueve la circulación, es sumamente eficaz contra las impurezas de la sangre, y un buen astringente contra el exceso de flujo menstrual, la expectoración de sangre y otras hemorragias. Por otro lado su efecto sobre los capilares sanguíneos es muy notable, tonificándolos y reactivándolos, siendo muy útil en el tratamiento de las "capilaropatías".

Sobre el aparato digestivo, en el año 1972 se publicó en la URSS un estudio sobre la acción colerética (secreción y excreción de bilis por el hígado) de la esencia de rosas. Se observó que incrementaba las secreciones biliares y especialmente la síntesis de ácidos y fosfolípidos biliares en los seres humanos.

Por otro lado fortalece el estómago y previene las náuseas y los vómitos. Los extractos de rosa intervienen en un preparado estomacal, el suphari, una mezcla hindú de semillas que se chupa ligeramente después de las comidas copiosas.

Sobre el sistema nervioso la esencia de rosas es relajante, incluso por vía externa o por inhalación, favoreciendo el sueño. Tiene también una notable acción antidepresiva. En la medicina Hakim - medicina tradicional de Pakistán- existe un método especial de aplicación de las esencias, particularmente para tratar dolencias mentales o emocionales. Consiste en empapar con algunas gotas de esencia un pedacito de algodón y colocarlo en un punto de la oreja derecha. Se deja actuar durante aproximadamente 3 horas y se repite la operación varios días. Este punto, considerado como un receptor de vibraciones sutiles, permite una mejor absorción de la esencia de los perfumes en relación a un masaje del cuerpo entero.

También unas gotas de esencia, diluida en agua y usada como ambientador, limpian las vibraciones negativas de las personas, dejando el ambiente espiritualmente tranquilo.

Usos culinarios:

Suele utilizarse en repostería, especialmente en almíbares y confituras.

En regiones de Oriente próximo, por ejemplo en Turquía, se preparan confituras y mermeladas de rosas, si bien suelen estar muy sobrecargadas de azúcar. La receta clásica se confeccionaba con 100 gr. de pétalos de rosa desecados y reducidos a polvo y 200 gr. de agua. Se dejan en maceración durante unas 28 horas y se les añaden 700 gr. de azúcar. Puede ensayarse con miel, fructosa e incluso azúcar integral, aunque los resultados son variables. Se concentra al baño María hasta que tome la forma de un extracto consistente. La consistencia final suele oscilar entre el sirope y la homogeneidad del membrillo.

En Inglaterra, y seguramente como recuerdo de su pasado colonial, es sencillo encontrar Agua de rosas en bastantes tiendas de alimentación, como si se tratase de un comestible. Con ella se puede elaborar una excelente bebida india, el Nimbu pani. Se prepara con el zumo de 4 limones, 1 litro de agua, 3 cucharadas de azúcar integral ó de miel, 3 cucharaditas de agua de rosas y opcionalmente una pizca de sal. Se mezclan todos los ingredientes hasta que se disuelvan del todo. Se sirve bien frío con una rodaja de limón.

Nombre: ROSA DE CHINA
Hibiscus rosa-sinensis
Color de la flor: naranjas y rojas
Floración: final del verano
Sabor: cítrico

Lo que más llama la atención de esta planta son sus flores, parecen de papel y aunque duran pocos días, salen continuamente. Es una planta muy bonita, fácil de cuidar, de hoja perenne y crece rápido. Conviene seguir los siguientes cuidados:

Suelos: que drenen bien.

Riegos: que la tierra esté siempre húmeda.

Iluminación: durante todo el año debe recibir varias horas de sol directo todos los días, aunque en verano en las horas centrales del día debe estar a la sombra.

Temperaturas: entre 13°C y 21°C todo el año. Si el termómetro baja de 13°C meterla en casa, si la temperatura está sobre los 5 °C la planta perderá las hojas y los tallos se secarán, parecerá muerta pero en la primavera siguiente brotará de nuevo; si baja aún mas, la planta morirá.

Dentro del género Hibiscus fundamentalmente hay dos, Rosa de China, descrita anteriormente y Altea también llamada Rosa de Siria (Hibiscus syriacus), esta última es muy parecida a la primera, pero de hoja caduca.

Composición:

Aceites y resinas.

Usos medicinales:

Masticar sus semillas es bueno contra el mal aliento. Por vía externa, aplicada mediante cataplasmas hechas con las semillas hervidas en leche, sirve para aplacar los picores intensos de la piel. También baja la tensión arterial. Con las flores se prepara una infusión de fuerte y rico sabor de efectos afrodisiacos. Sobre todo las plantas que dan flores rojas, se asocian con el deseo sexual y el amor pasional. Con los pétalos se preparan inciensos y saquitos de amor. En algunas regiones del Pacífico, sus pétalos, echados en cuencos, se utilizan para leer el futuro.

Usos culinarios:

Combina muy bien con las verduras.

Nombre: PENSAMIENTO
Viola tricolor
Color de la flor: blancas, amarilla, rojas, violeta
Floración: noviembre, mayo
Sabor: más fuerte que las violetas

Empezó a ser usada en Europa en el siglo XVI. Se utiliza la planta entera florida y las flores.

La Viola tricolor, conocida también como "trinitaria" se considera "la madre de todos los pensamientos" ya que todas las variedades de pensamiento se han originado a partir de ella. Es una planta herbácea que puede llegar a alcanzar 30 cm de altura como máximo. Su vida tiene un ciclo de un año, aunque dependiendo de la variedad también se consideran bianuales o incluso perennes.

Su floración depende de la zona donde se halle; así, en las montañas se da en verano, mientras que en tierras bajas las flores abren a finales del invierno y comienzos de la primavera. En cuanto a la recolección con fines medicinales, se debe coger la planta entera con la raíz y ponerla a secar lo más rápidamente posible; se extiende sobre cañizos en lugares bien ventilados a la sombra y sin que las plantas se cubran unas a otras. Una vez secas, se deben conservar alejadas de la luz y en recipientes herméticos.

Usos medicinales:
Contiene saponinas a las que debe su acción diurética, depurativa, contra los picores y expectorante. Posee también mucílagos, derivados salicílicos, taninos, pigmentos flavónicos (violaquercetina, rutósido), carotenoides (violaxantina) que refuerzan sus acciones. Es ligeramente laxante (mucílagos).

Es eficaz en caso de afecciones de piel (eczema, psoriasis, dermatosis, impétigo, etc.), tanto de los niños, como de los adultos. En afecciones respiratorias (bronquitis, tos seca, etc.). En reumatismos.

Puede utilizarse tanto en uso interno como externo.

Los tratamientos con esta planta deben de ser prolongados, dando muy buenos resultados sobre todo en afecciones de piel.

Obra como depurativo general del organismo, pero conviene continuar el tratamiento durante 20 días.

Adecuado también para compresas, colutorios, gargarismos e irrigaciones. Para la cicatrización de heridas y úlceras en forma de cataplasma.

Usos culinarios:

Sus pétalos pueden ser usados en ensaladas dulces o saladas, a las que añaden colores poco comunes como terracota, negro, violeta, morado, amarillo, gris. También son irresistibles con quesos.

Nombre: PRÍMULA (Primavera)

Primula vulgaris

Color de la flor: azul oscuro, morado, celeste

Floración: noviembre a marzo

Sabor:

La Prímula es una de las plantas más comunes en el jardín de invierno. Es una perenne de climas fríos, pero en zonas más cálidas se cultiva como anual. Requiere sol de mañana, sitios frescos y suelos ricos. Se propaga por división de matas en otoño o por semillas.

Las primaveras se encuentran entre las plantas de nuestros prados que antes florecen. Si el invierno no es muy frío, se pueden encontrar las primeras flores incluso a mediados de enero.

Existen ocho especies de primaveras en la península Ibérica y Baleares, muchas con flores rojas. Suele confundirse con la Onagra, de aplicaciones similares.

Las flores de P. vulgaris se encuentran solitarias al final de un tallito o pedúnculo. Son de color amarillo, normalmente más pálido que las otras dos, con unas manchitas naranjas en la base de los pétalos. Son muy aromáticas y poseen unas manchitas anaranjadas o rojizas en la base de los pétalos.

La Primula vulgaris la podemos encontrar hasta 1000 metros de altitud.

Usos medicinales:

Al excursionista le resultará útil como alimento y también como medicinal. En este caso es un remedio para los dolores de cabeza y como antiinflamatorio en caso de contusiones, dolores musculares e incluso esguinces, entre otros. Además, el té de pétalos de primavera es una bebida muy agradable y carece de efectos excitantes, al contrario, es sedante. Se puede preparar con pétalos frescos o secos.

Con las flores también se puede preparar una pomada útil contra las quemaduras producidas por el sol. Para ello necesitamos comprar ungüento emulsionador y glicerina en la farmacia. Se prepara de la siguiente manera: se funden 150 gr. de ungüento emulsionador, 70 ml. de glicerina y 80 ml. de agua en un recipiente al baño maría. Se añaden 30 gr. de flores de primavera y se calienta a fuego lento durante 3 horas. Se filtra y se remueve continuamente hasta que se enfríe. Por último se rellenan los tarros.

Usos culinarios:

Se comen sus pétalos en ensaladas verdes, o se usan para decorar. Las hojas y flores se consumen como ensalada acompañada con carnes; tienen un sabor delicado. Para eliminar su leve amargor deben hervirse hasta que el agua se haya teñido.

Las flores de primavera se consumen como ensalada y las hojas como verdura. Las hojas de Prímula vulgaris en ensalada resultan gruesas y ligeramente amargas al paladar si se consumen solas, pero son agradables acompañando carne. Para preparar en forma de verdura es mejor escaldarlas unos minutos y cambiarles el agua, que se habrá teñido de verde. No es necesario hervirlas mucho tiempo, 10 ó 15 minutos bastan. De esta manera se evita el ligero amargor de la ensalada, que a personas delicadas puede producirles ardor de estómago, y se convierte en una verdura de sabor delicado.

Las flores, aromáticas, se han usado como ingredientes de tartas. En el campo podéis emplearlas para darle un toque de color a las ensaladas con sus pétalos amarillos, que contienen provitamina A.

Nombre: ROMERO
Rosmarinus officinalis
Color de la flor: azul pálido, rosa, blanca
Floración: según la siembra
Sabor: el mismo que la planta

Abundante en todas las zonas mediterráneas es, sin embargo, una planta que crece con facilidad en cualquier lugar, incluso en climas muy secos. Solamente hay que tener cuidado de los fuertes vientos del norte, por lo que estará mejor al lado de algún muro protector. Si dispone del espacio suficiente alcanzará una altura entre 60 y 120 cm. y para ello solamente requiere sol y tierra bien drenada y rica en cal. Sus flores son de tonalidad violácea y brotan en primavera, aunque no sobreviven a los inviernos rigurosos, salvo la variedad en macetas, mucho más pobre en esencias que la silvestre.

Recolección:

Aunque puede sembrarse a partir de semillas, lo mejor es coger un esqueje joven de una planta que tenga fuerte olor, teniendo la precaución de no exponerlos a los fríos hasta que hayan echado raíces. Se recolecta en primavera y verano, justo antes de la floración, aunque sus hojas son perennes y se recogen todo el año.

Partes utilizadas:

Se emplean las hojas y flores que se pueden colgar a la sombra en pequeños ramilletes.

Composición:

Ácidos caféico, clorogénico y rosmarínico, taninos, resinas, flavonoides, pineno, canfeno, borneol y alcanfor.

Usos medicinales:

Carminativo, hipertensor, colagogo, antirreumático. Una extraordinaria planta comparable al popular Ginseng y que se emplea en decaimientos, hipotensión, insuficiencia biliar, amenorrea y espasmos digestivos. Mejora la memoria, estimula el sistema nervioso y tiene efectos contra el exceso de colesterol. Externamente es un buen remedio contra la calvicie, las heridas y la dermatitis seborreica. Es antiparasitario, antineurálgico y antirreumático local.

Usos culinarios:

Adecuado para platos de carne en general, potajes, higadillos y pescados.

TOMILLO
Thymus vulgaris

Arbusto pequeño de estatura no superior a los 25 cm y el doble de anchura, que crece espontáneamente por laderas y terrenos aparentemente áridos y pedregosos, aunque debe estar bien drenado y rico en cal. Perteneciente a la familia de las Labiadas, tiene hojas grisáceas y flores rosadas o violáceas que brotan en verano.

Recolección:
Para plantarlo deberemos buscar un terreno arenoso, cubrirlo y trasplantarlo posteriormente al lugar definitivo en la época de calor. Si dividimos las raíces o utilizamos esquejes, estos deberán tener unos 5 cm y contener alguna yema del tallo original.

Partes utilizadas:
Las flores se recogen de junio a agosto en tiempo soleado y seco.

Composición:
Linalol, terpineol, timol, geraniol, carvacrol, flavonoides y ácidos fenólicos.

Usos medicinales:
Es el mejor antibiótico natural disponible. Es estimulante, balsámico y carminativo. Eficaz en infecciones de vías respiratorias, especialmente amigdalitis, enfisema, bronquitis y tos irritativa. Insuficiencia biliar, digestiones lentas, gases intestinales, parásitos y falta de apetito. Estimulante nervioso y cerebral, cansancio. Externamente para curar infecciones de piel, vaginitis, estomatitis y contra la caída del cabello. Es el antibiótico de elección en la homeopatía, reforzando incluso el sistema inmunitario e impidiendo las recidivas.

Usos culinarios:
La gastronomía incluye el tomillo, tanto flores como hojas, en la elaboración de purés, guisos con legumbres, verduras, salsas y sopas. También se

emplea a la hora de condimentar carnes preparadas a la barbacoa.

El tomillo se usa frecuentemente para darle sabor a las carnes, sopas y guisos. Se utiliza en la cocinas de la cuenca mediterránea, en la cocina francesa, es un componente importante en un bouquet garni además de en las *Hierbas de Provence*. También se utiliza ampliamente en las cocinas del Caribe. En Jordania el condimento zahtar contiene tomillo como su ingrediente fundamental. El tomillo debe de añadirse al guisado en sus inicios para que sus aceites tengan tiempo de impregnarse.

Nombre: TULIPÁN
Tulipa spp.
Color de la flor: variados
Floración: abril a mayo
Sabor: suave, a caramelo

Altura: entre 30 y 60 cm, dependiendo de la variedad.
Flores erguidas, muy llamativas, de numerosos colores que florecen en primavera, o 3 meses después de sembrados los bulbos. Sus flores tardan hasta tres semanas en marchitarse.
Existen miles de variedades. Se cultivan perfectamente en climas fríos.

Usos culinarios:
Los bulbos son perfectamente comestibles, y sus flores también. Sus pétalos crudos se usan en ensaladas, o se rellenan con atún y patatas hervidas y ciboullette sobre un colchón de hojas verdes.
Para emplear tulipanes deben retirarse los tallos y los pistilos de adentro de la flor y luego debe rellenarse la flor con lo que desee. Pruébelos con ensalada de camarones.

Nombre: TRÉBOL
Trifolium pratense
Color de la flor: rosa, lila
Floración: junio a septiembre
Sabor: heno

De la familia de las Leguminosas, tiene una tupida roseta de hojas basales y de su base nace un tallo anguloso y erguido, con hojas trimeras cuyos foliolos tienen una mancha blanca característica. En el extremo del tallo se forman cabezuelas de flores de color rojo violáceo.

Recolección:
Florecen de junio a septiembre.

Partes utilizadas:
Se emplean las flores

Composición:
Vitaminas, taninos, sales minerales y glicéridos.

Usos medicinales:
Antidiarreico, vulnerario. Se usan las flores para el tratamiento externo de vaginitis, leucorreas, heridas con hemorragias y úlceras varicosas.

Usos culinarios:
Las hojas y flores se pueden comer en ensalada.

Nombre: SALVIA
Salvia officinalis
Color de la flor: escarlata
Floración: mayo a julio
Sabor: ligeramente de almizcle

Planta perenne y muy resistente, sobre todo la variedad de hojas estrechas, pero necesita un terreno fértil, soleado y bien drenado, especialmente rico en sílice o cal. Hay que sembrarla en la estación templada y suele dar los primeros brotes en un mes. Por desgracia es una planta que se agota en pocos años, algunas apenas llegan al segundo, por lo que se hace necesario guardar las semillas o los esquejes. Si se la cuida puede dar flores todo el año.

Recolección:
El corte de la planta se hará antes de la floración y preferentemente lejos de las heladas. Para secarlas hay que procurar estirar las hojas, ya que si se enrollan se vuelven grises y se estropean. Por tanto, el secado debe ser rápido, quizá en radiador, moviéndolas de vez en cuando y deshojando las ramas después.

Partes utilizadas:
Se emplean las hojas recogidas antes de la floración, aunque hay quien recomienda después. Las flores poseen mayor aroma y sabor algo más fuerte.

Composición:
Flavonoides, tuyona, polifenoles, ácido caféico y ursólico. Vitaminas y sales minerales, además de estrógenos y asparragina.

Usos medicinales:
Es estrogénica, antisudoral y eupéptica. Corrige el exceso de sudación, mejora la falta de apetito, el cansancio y la atonía gástrica, es colagoga, antiasmática y emenagoga. Empleada preferentemente por la mujer es una planta que mejora una gran cantidad de funciones femeninas, especialmente las relativas a glándulas endocrinas y genitales. El aporte de estrógenos la convierte en la planta de elección en la menopausia y la esterilidad. En uso externo es un eficaz agente para suavizar la piel y eliminar arrugas, y para lavados vaginales. Antiguamente se decía que donde crecía la salvia había salud y de ahí su nombre. Ciertamente es una planta muy equilibradora del

organismo. La esencia, por su contenido en tuyona, implica que sea recomendada solamente por un experto.

Usos culinarios:
Se usa en particular con carnes grasas, como cerdo y anguila. También con pastas y aves.

Nombre: VIOLETA
Viola odorata
Color de la flor: violeta, rosa, blanca
Floración: abril a mayo
Sabor: caramelo

Planta herbácea de las Violáceas, de hojas acorazonadas y flores formadas por una corola de cinco pétalos irregulares. Se encuentra en jardines cultivados.

Recolección:
Florece en la primavera.

Parte utilizadas
Se emplean las raíces, flores y hojas.

Composición:
Antocianos, mucílagos, esencia y saponinas.

Usos medicinales:
Es bronquial, sudorífica, laxante y antiinflamatoria. Como expectorante en las afecciones broncopulmonares y en las pleuritis. Posee efectos contra la tos y ayuda a bajar la fiebre. Eficaz en las cistitis y otras infecciones urinarias, así como en el estreñimiento leve. Externamente tiene buenos efectos como emoliente en quemaduras y grietas de la piel. También calma los dolores de oído y desinfecta la boca. Dosis altas ejercen un fuerte efecto laxante, por lo que no debe emplearse en enfermos, ancianos o niños para estos fines.

Usos culinarios:

Las violetas confitadas son un caramelo exquisito. También se emplean en la elaboración de mermeladas.

ALGUNAS FLORES TÓXICAS

Nombre científico	Nombre común
Clematis spp.	CLEMATIS
Colchicum spp.	CÓLCHICO
Daphne mezereum	LAUREOLA HEMBRA
Digitalis purpurea	DIGITAL
Hippeastrum spp.	AMARYLLIS
Lobelia spp.	LOBELIA
Rhododendron spp.	AZALEAS
Zantedeschia aethiopica	LIRIO DE AGUA

Otras no comestibles

Frutas y vegetales:
Manzana (semillas)
Patata (hojas verdes)
Ruibarbo (hojas)
Tomates (hojas, tallo)

Plantas ornamentales y arbustos:
Azalea (Rododendro)
Daphne
Eldelberry (sambucus)
Holly (Ilex)
Laurel de montaña (Kalmia latifolia)
Cerezo salvaje (Prunus)
Glicina, flor de la pluma (Wisteria)
Tejo (la frutilla, Yew, Taxus)

Flor de Pascua (Poinsettia, Euphoria)
Acebo (Ilex)
Hiedra venenosa (Poison ivy, Rhus radicans)
Cicuta (Ciculata maculata)
Hongos salvajes
Ranúculo (Ranunculus)

Plantas:
Caladium
Semilla de Ricino (Castor Bean - Ricinus communis)
Ojo de cangrejo (Rosary Pea - Abrus precatorious)
Oreja de elefante (Colocasia)
Lantana (Lantana camara)

Flores:
Azafrán de otoño (Colchicum)
Dicentra
Hiedra inglesa (Hedera helix)
Flor del tabaco (Nicotiana)
Dedalera (Digitalis)
Iris
Lirio o azucena del Valle (Convallaria majalis)
Aconitum
Adelfa (Nerium)
Arveja dulce (Lathyrus)

CAPÍTULO 3

RECETAS

Ensaladas y primeros platos

Flores de *calabacín* rellenas de espinacas
Ingredientes: Aceite, ajo, caldo vegetal, espinacas, flores de calabacín, huevo duro, perejil, pimienta al gusto, queso rallado, sal

Dorar el ajo y freír las espinacas. Una vez cocidas, trocearlas junto con un huevo duro. Añadir queso rallado, sal, pimienta y perejil mezclándolo todo, hasta obtener una pasta para el relleno.
Con una cucharilla, rellenar las flores de calabaza con la mezcla y colocarlas en una fuente con un poco de aceite. Agregar mantequilla y un poco de caldo vegetal.
Poner la fuente en el horno, durante 30 minutos, a fuego moderado, y servir.

Arroz con *gombos* o *pimientos*
Ingredientes: Aceite, cebollas, cubitos "Avecrem", arroz, pollo, pimientos verdes con sus flores.

Poner a calentar el aceite en una sartén. Añadir las cebollas para que transpiren. Previamente deben lavarse los pimientos, eliminarse sus extremos, cortarse en rodajas finas y agregarse a la sartén. Hacer cocer durante 15 minutos a fuego suave. Añadir los

97

cubitos. Aparte, cocer el pollo y el arroz. Después, mezclar el pollo y los pimientos con sus flores.

Servir el arroz, con la carne por encima, cubierta, a su vez, por la salsa.

Variedades: Existen diferentes maneras de preparar los gombos (pimientos), dependiendo del país. Así pues, unas veces se le añade concentrado de tomate y, otras, especias.

Ensalada de *crisantemos*

Ingredientes: 6 corazones de alcachofas, 300 gr. de colas de cigalas, 2 patatas gordas, 150 gr. de guisantes, 1 pimiento rojo, 4 huevos duros, 4 crisantemos, 1 cucharada de vinagre, 1/2 cucharada de mostaza en polvo, 5 cucharadas de aceite, alcaparras, sal.

Hervir por separado las patatas, los huevos, las colas de las cigalas, los guisantes y las alcachofas.

Cortar las patatas, el pimiento y los huevos en trocitos, y las alcachofas en 4 partes.

Juntar todos los ingredientes y cubrirlos con los pétalos de los crisantemos triturados.

Disolver la mostaza y la sal con el vinagre, añadiendo el aceite, y mezclar con la ensalada.

Servir después.

Pollo con *rosas*

Ingredientes: 1 pollo troceado, pétalos de rosas silvestres, 1 pizca de azúcar, 1 pizca de canela en polvo, 1 vaso de vino blanco muy suave, aceite, sal.

Freír los trozos de pollo en muy poco aceite, hasta que estén dorados.

Añadir la sal, la canela, el azúcar, los pétalos de rosa y el vino blanco.

Dejar cocer durante 1/2 hora.

Servirlo sin ningún tipo de guarnición, con la salsa simplemente colada, sin ligar con yema ni mucho menos con harina.

Ensalada de lechuga y *gladiolos*

Ingredientes: Flores de gladiolos de varios colores, 1 lechuga, aceite, vinagre de vino blanco, pimienta, sal.

Mezclar bien estos ingredientes (exceptuando las flores de gladiolo) y condimentar con una parte de esta mezcla la lechuga ya limpia.

Después condimentar con la otra parte las flores de gladiolos, colocándolos encima de la lechuga para adornarla.

Servir.

Flores de *calabacín* con mozzarella y anchoas

Ingredientes: 1 ó 2 flores de calabacín por comensal, según tamaño, 1 cucharadita de levadura, leche, harina, 1 filete de anchoa por flor, queso mozzarella, sal, aceite.

Abrir las flores y limpiarlas delicadamente debajo del grifo.

Preparar una pasta (para rebozar) con leche, harina, sal y la levadura.

Poner en medio de cada flor un trocito (tamaño de 1 bastoncito) de mozzarella y 1 filete de anchoa o un poco de crema de anchoas y enrollar la flor como si fuera un paquetito.

Colocar los paquetitos en la pasta para envolverlos bien con ella, y cogiéndolos con una cuchara freírlos en aceite muy caliente.

Espaguetis con salsa de *flores de calabacín*

Ingredientes: Espaguetis, cebolla, un diente de ajo, perejil, flores de calabacín, sal, pimentón, vino blanco, queso rallado.

Por un lado se va cociendo la pasta, mientras que por otra parte se lavan con cuidado las flores de calabacín, se abren a la mitad y se limpia el interior de las partes más duras. Una vez limpias se cortan, a su vez, a la mitad, pero cuidando de que no resulten trozos demasiado pequeños. Por otra parte, se pica una cebolla mediana y un diente de ajo, y se comienzan a dorar a fuego lento en aceite (preferentemente de oliva). Se pican un par de ramas de perejil fresco y se añaden a la cebolla cuando esta comienza a estar transparente. Se remueve bien y se añaden las flores troceadas. Se salpimenta y se saltea durante un par de minutos y, a continuación, se añade un chorrito de vino blanco y, si se quiere, una pizca de algún picante (guindilla, pimentón picante o similar). Se corrige de sal, se deja cocer unos segundos más y se retira. Se sirve sobre los Spaghetti y se espolvorea con queso parmesano recién rallado.

Flores de calabacín rellenas

Ingredientes: Flores de calabacín, ajo, perejil, jamón York, queso parmesano, orégano, pimienta negra molida.

Se eligen las flores de mayor tamaño con cuidado de que estén enteras, se lavan y se limpia el interior retirando todos los pistilos con mucho cuidado para no romperlas. Se reservan. Mientras tanto, se prepara un picadillo de ajo y perejil fresco y se dora en aceite de oliva hasta que ablanda. A continuación se añade jamón bien picado (en este caso es mejor Jamón de

York, pero también valdría jamón serrano, en cuyo caso debe retirarse del fuego casi inmediatamente, o bacón, en cuyo caso la cocción se prolonga un poco más), se mezcla todo bien y se retira del fuego. Se espera a que esta mezcla temple y, con una cucharita pequeña se rellenan las flores con mucho cuidado hasta llegar, aproximadamente, a la mitad de la altura. Se pone el horno a calentar a fuego medio (unos 150º) y se termina de rellenar las flores con queso parmesano rallado, una pizca de orégano y una pizca de pimienta negra molida. Se cierran lo máximo posible con la mano y se colocan en una fuente refractaria untada ligeramente con aceite (para que no se peguen). Cuando el horno está caliente se introduce la fuente un par de minutos, retirándola cuando las puntas de las flores empiecen casi a quemarse. Servir calientes como entrante.

Rollitos de calabacín rellenos de verduras y *flores*
Ingredientes: verduras diversas, aguacate, sal, pimienta blanca, calabacín, puerro, hojaldre.

Cortar las verduras (cebolla, zanahoria, puerro y tomate). Añadir fuera del fuego el aguacate cortado en cuadraditos, condimentar con sal y pimienta blanca y dejar enfriar. Rellenar el calabacín cortado en láminas finas y frito formando una espiral, decorando con las flores y un puerro cortado en juliana frito. Colocar sobre un rectángulo de hojaldre cocinado.

Calabacín a la *hierbabuena*
Ingredientes: 1,5 Kg. de calabacines, 5 huevos, 250 g de nata líquida, 1 diente de ajo, hierbabuena, perejil, perifollo, 80 g de mantequilla, sal gorda, sal, pimienta.

Lavar y secar los calabacines. Rallarlos y colocarlos en un colador con sal gorda durante una hora. Lavarlos de nuevo para que pierdan el exceso de sal. Colocarlos sobre un trapo de cocina y estrujarlos para extraer el agua.

Pelar y picar el diente de ajo. Poner la mantequilla a derretir en una cacerola y sofreír los calabacines con el ajo sin que pierdan su color durante unos 8 mn. Añadir un poco de pimienta.

Picar la hierbabuena y el perejil.

Colocar los calabacines en una ensaladera e incorporar los huevos batidos, las hierbas, la nata, la sal y la pimienta.

Engrasar un molde rectangular de 22 cm x 9,5 cm y rellenarlo con la preparación. Hornear durante una hora a una temperatura de 180°. Si el flan oscurece demasiado pronto, cubrir con una hoja de papel de plata. Dejar enfriar. Servir frío o tibio con una salsa de tomate. Puedes servir este flan como primer plato o como guarnición para acompañar un plato de carne o de pescado

Ensalada de hojas y flores de *tilo* y queso
Ingredientes: 200g de lonchas de queso, 20 flores de tilo, jugo de tomate, 4 cucharadas de aceite de oliva, sal, azúcar.

Untar las lonchas con el jugo de tomate, cubrirlas con flores y hojas de tilo y enrollar. Cortar en rodajas y pinchar éstas con mondadientes. Preparar el aderezo con aceite. Cubrir un plato con hojas de tilo, distribuir sobre éstas las rodajas y rociar con aderezo. Sugerencia: recoger las flores y hojas del tilo, lavarlas y secarlas cuidadosamente. También se pueden utilizar hojas de haya, espino blanco, cerezo silvestre, abeto, abedul y arce, que se mantienen durante varios días en la heladera en envases herméticos.

Ensalada de naranja y dátiles con mouse de *hibiscos*

Ingredientes: Para 8 porciones de 150g: 200cc de agua, 200cc de jugo manzana, 5 cucharadas de té con pétalos de hibiscos, 150g de azúcar, 10g de gelatina, 250g de crema doble batida a punto chantilly, 2 naranjas, 2-4 dátiles cortados en tiritas finas, 100cc de jugo naranja, 1 cucharadita de miel, 1 cucharada de piñones picados, 1 cucharada de pistachos picados.

Preparar un té fuerte con agua, jugo manzana, té de hibiscos y azúcar. Disolver gelatina en agua e incorporar al té caliente; remover. Enfriar el té, revolviendo oportunamente, colocando la ollita dentro en una fuente con agua fría, para que espese. Preparar ensalada: pelar y picar naranjas, mezclarlas con tiritas de dátiles, jugo naranja y miel. Dejar reposar. Secar piñones y pistachos picados en una sartén seca. Incorporar 1/4 parte del té (una vez espeso) a la crema.

Ensalada de lechuga y *gladiolos*

Ingredientes: flores de gladiolos de varios colores, 1 lechuga, aceite, vinagre de vino blanco, pimienta, sal.

Mezclar bien estos ingredientes (exceptuando las flores de gladiolo) y condimentar con una parte de esta mezcla la lechuga ya limpia.
Después condimentar con la otra parte las flores de gladiolos, colocándolos encima de la lechuga para adornarla. Servir.

Ensalada de *flores* y mariscos

Ingredientes: 100 gramos de hojas de ensalada variadas (lechuga, achicoria, escarola, etc.), 6 flores de pensamiento (o pétalos de rosa, capuchinas o crisantemos), 1 cola de langosta o bogavante cocida, 4 gambas, 4 langostinos, sal.

Vinagreta: 1 cucharada de vinagre de miel o balsámico, el zumo de media naranja, 1 vaso de aceite de oliva, pimienta y sal.

Se cuecen las gambas y los langostinos en agua hirviendo durante 2 minutos. Se escurren, se pasan por agua fría y se vuelven a escurrir.

Se lavan las lechugas, se secan y se reparten en dos platos individuales. Se colocan encima de cada uno de ellos dos langostinos, dos gambas y media cola de bogavante (o langosta).

Se prepara la vinagreta introduciendo el vinagre en un bol y batiéndolo con una pizca de sal y pimienta, hasta que se haya disuelto la sal por completo. Se vierte a continuación, poco a poco, el aceite y el zumo de naranja, sin dejar de batir hasta obtener una salsa homogénea.

Finalmente se riega cada plato con la vinagreta y se adorna con las flores. Se sirve inmediatamente.

Ensalada de *flores* con aderezo de frambuesa

Ingredientes: 200 gr de lechuga de varias clases, 8 a 12 flores de cultivo ecológico, 6 cucharadas de aceite de oliva, 3 cucharadas de vinagre de frambuesa, sal y pimienta al gusto.

Lava y desinfecta las hojas de lechuga, después escúrrelas. Quita el tallo a las flores y deshoja los pétalos más grandes. Vierte la lechuga y las flores en una ensaladera, de forma que los colores queden mezclados. Bate y salpimienta el aceite de oliva y el vinagre de frambuesa. Vierte este aderezo sobre la ensalada a la hora de servirla.

Ensalada de *flores*

Ingredientes: escarola, berro, hoja de roble, pensamiento, caléndula, pétalos de rosa, claveles, judía verde, sésamo, sal.
Para la salsa: 1 dl. de miel, 1 dl. de vinagre balsámico, 3 dl. de aceite de maíz.

Saltear las judías con mantequilla. Sazonar. En un plato hacer una cama con las judías y sobre ellas colocar las lechugas, limpias y picadas, y los berros. Sobre éstos colocar las flores aliñadas. Espolvorear la ensalada con sésamo.
Para la vinagreta, fundir la miel y mezclar con el aceite y el vinagre.

Ensalada criolla con vinagreta de *caléndula*

Ingredientes: ½ taza de filete de pescado cocido (o atún enlatado), ½ taza de guisantes (remojar la víspera, cocidos), ½ taza de aguacate cortado en dados pequeños, 2 cucharadas de jugo de tomate, 1 cucharada de pimentón en tiras delgadas, 2 cucharadas de cebolla picada, 2 cucharadas de queso blanco rallado, 2 cucharadas de vinagre blanco, 2 cucharadas de jugo de limón, 1 diente de ajo picado, 2 cucharadas de hojas de cilantro fresco picado, 4 cucharadas de aceite para ensaladas, flores de caléndula (6), hojas de lechuga para servir (a su elección), sal y pimienta fresca.

Deje remojando los guisantes desde la víspera. Cocine en abundante agua hasta que estén blandos, escurra y reserve.

Aparte en un recipiente adecuado el pescado cocido utilizando agua y algo de vegetales (cebolla, ajo, cilantro, sal y pimienta); escurra y luego desmenuce y reserve.

Una los guisantes con la cebolla, el ajo, el tomate y el pimentón. Mezcle bien y añada el pescado desmenuzado. Mezcle un poco y ponga la mezcla sobre las hojas de lechuga puestas en una ensaladera o plato. Rocíe con el queso blanco rallado.

Aparte, en el vaso de la licuadora vierta el vinagre con los pétalos de las caléndulas. Procese y añada el jugo de limón, el ajo y el cilantro. Añada el aceite, agite muy bien. Sirva este aderezo sobre la ensalada, decore con caléndulas en flor.

Ensalada de *crisantemos*
Ingredientes: 6 huevos, 150 gramos de quesitos en porciones, 1 cucharada de aceite, 2 puñados de pétalos de rosas, una pizca de sal

Sólo hay que batir los huevos y unirlos con los pétalos triturados y el queso.
Se le echa sal y a la sartén con un poquito de aceite.

Segundos platos

Tortilla de *caléndulas*
Ingredientes: 7 huevos, 2 puñados de flores de caléndula, 150 grs de queso cremoso o quesitos en porciones, 1 cucharadita de aceite

Triturar las flores y juntarlas con el queso, echándolo en los huevos bien batidos.
Añadir la sal. Poner en una sartén antiadherente la cucharada de aceite o de mantequilla y hacer la tortilla.

Tortilla rellena de flores de *diente de león*
Ingredientes: flores de diente de león, huevos, sal, pimienta, nuez moscada.
Se recogen tanto las flores amarillas como los botones entreabiertos. Se limpian bien y se sumergen durante treinta minutos en agua con limón. Se escurre bien y se seca con un repasador. La tortilla se prepara de manera convencional batiendo por separado la clara y las yemas. Luego se mezcla todo condimentándolo con sal, pimienta negra y nuez moscada. Una vez que está cocida la tortilla se colocan en el centro las flores y se doblan en tres partes.

Pollo con *rosas*
Ingredientes: 1 pollo troceado, pétalos de rosas silvestre, 1 pizca de azúcar, 1 pizca de canela en polvo, 1 vaso de vino blanco muy suave, aceite, sal.

Fríe los trozos de pollo en muy poco aceite, hasta que estén dorados.
Añade la sal, la canela, el azúcar, los pétalos de rosa y el vino blanco.
Deja cocer durante 1/2 hora.
Sírvelo sin ningún tipo de guarnición, con la salsa simplemente colada, sin ligar con yema ni mucho menos con harina.

Patatas al *calabacín florido*
Ingredientes: 20 flores de calabacín, 100 g de patatas, 80 g de calabacín, 80 g de habichuelas, 40 g de queso grana o parmesano rallado, 30 g de mantequilla, 1 huevo, 3 cucharadas de aceite de oliva, 1 diente de ajo, 1 cucharada de albahaca picada, 1 cucharada de mejorana, sal, pimienta recién molida.

Cocer en una cazuela con agua y sal los calabacines, las habichuelas y las patatas; escurrir los calabacines y las habichuelas después de unos 8 minutos, las patatas después de unos 40 minutos. Pasarlas por el mezclador, colocar el puré obtenido en una terrina e incorporar el huevo batido. Añadir el queso rallado, la mantequilla derretida, 2 cucharadas de aceite de oliva y un picadillo de mejorana, albahaca y ajo. Salpimentar. Limpiar las flores de calabacín quitándoles el pistilo y el tallo, lavarlas, secarlas, rellenarlas con la preparación y cerrar los pétalos. Colocarlas en una fuente engrasada con el aceite restante y cocer en el horno a 250°C durante 15 minutos. Cuando las flores se doren, se pueden servir.

Recetas internacionales con *flores de calabacín*

En la cocina japonesa es típico sumergir las flores de calabacín en una tempura y a continuación freírlas brevemente para acompañar a una ensalada o como aperitivo.

Si uno quiere degustar las flores de calabacín al estilo mexicano, podrá comprobar cómo muchas de las recetas de guisos de legumbres o de patata, así como el relleno de carne y verduras de los burritos o de las tortas de maíz, incorporan flores de calabacín. Éstas dan el toque de dulzor a estos preparados que por lo general tienen un sabor picante característico.

En la cocina italiana se suelen rellenar de queso mozarella, se rebozan y se fríen en aceite bien caliente, de manera que en el exterior de la flor se consigue una textura crujiente y el interior queda cremoso.

Es fácil encontrar estos vegetales en los raviolis o en platos de pasta diversos, ya sea aromatizando las salsas, como guarnición, o troceada y salteada entre el resto de ingredientes.

En otros países bañados por el Mediterráneo, además de las elaboraciones descritas, las flores del calabacín se suelen emplear para realzar el sabor de sopas y ensaladas.

Gambas y setas marinadas, berenjena y *flores de calabacín*

Ingredientes: 1 y 1/2 l de aceite de oliva virgen, 40 gr de aceitunas, 6 dientes de ajo, azúcar, 5 berenjenas, 1 calabacín, cayena, cebollino picado, 500 gr de gambas crudas, peladas y limpias, laurel, mejorana, pimienta, sal, 1 kg de setas, tomate confitado, tomillo, 90 ml de vinagre.

Trocee las gambas longitudinalmente y las setas, si son muy grandes. Escalde estas últimas en un litro de agua con 20 gramos de sal y cueza durante dos minutos. Escurra y colóquelas en la cazuela donde previamente se habrá cocido lentamente, durante quince minutos, un litro de aceite de oliva, 50 mililitros de vinagre, cinco dientes de ajo y dos cebolletas cortadas en juliana fina, además de un *bouquet* de laurel, tomillo y mejorana, pimienta, cayena, azúcar y sal. Deje marinar y reserve en frío.

Pase por el pasapurés dos berenjenas asadas y mézclelas con 40 gramos de aceitunas, un tercio de diente de ajo picado, 30 mililitros de aceite de oliva, cebollino picado, sal y pimienta. Reserve.

Corte la berenjena restante en finas láminas, sálelas y cuézalas al horno de vapor durante dos minutos. Reserve. Sin quitarles la piel, corte minibastones de calabacín, escáldelos en agua salada durante 30 segundos, refrésquelos y reserve.

Limpie las flores de calabacín con un paño húmedo y limpie, disponiendo de las partes del cáliz de la flor. Reserve. Hierva 125 mililitros de agua, añadiendo ralladura de limón escaldada y dos hojas de gelatina. Reserve.

Prepare una vinagreta con 150 mililitros de aceite de oliva, 40 mililitros de vinagre, sal y pimienta. Reserve.

Corte el tomate confitado en tiras muy finas. Manteniendo una forma cuadrada, reparta en el fondo del plato las setas marinadas y escurridas y unos bastones de calabacín. Coloque encima de dicho cuadrado la carne de las colas de gambas, aliñadas con la vinagreta. En un ángulo coloque dos láminas enrolladas de berenjena rellenas del puré de berenjena. Reparta tres tiras finas de tomate y disponga encima una o dos setas. Sale con flor de sal marina y pimienta blanca, reparta tres dados de gelatina de agua de mar, coloque dos cortes de flor de calabacín y aliñe el conjunto con la vinagreta, incorporándole cebollino picado.

Pollo con *rosas*

Ingredientes: 1 pollo cortado en 8 trozos, 2 tazas de pétalos de rosas silvestres (lavados), 1 pizca canela (opcional), 1 cucharadita de azúcar, 1 vaso vino blanco suave, 2 cucharadas de aceite de maíz, sal a gusto.

Caliente el aceite en una cazuela a fuego medio y fría los trozos de pollo hasta que estén dorados, dándolos vuelta para que se cocinen parejos. Añadir sal, canela, azúcar, pétalos de rosa y vino. Bajar el fuego al mínimo cuando comience a hervir y dejar cocer otros 30 minutos. Retirar la cazuela del fuego, distribuyendo los trozos en la fuente; colar el fondo de la cocción sobre la cazuela caliente, revolviendo con cuchara de madera. Cocinar a fuego medio unos 2 minutos para reducir si es necesario. Bañar los trozos de pollo con esta salsa y servirlo decorado con algunos pétalos de rosa. Acompañar con patatas al vapor y espolvorear con flor de cebolla.

Los pétalos de rosas producen un sabor muy suave, único, levemente dulce y con un perfume azucarado.

Tortilla rellena de flores de *diente de león*

Ingredientes: flores de diente de león, limonada, huevos, sal, pimienta, nuez moscada.

Se recogen tanto las flores amarillas como los botones entreabiertos. Se limpian bien y se sumergen durante treinta minutos en agua con limón. Se escurre bien y se seca con un repasador. La tortilla se prepara de manera convencional batiendo por separado la clara y las yemas. Luego se mezcla todo condimentándolo con sal, pimienta negra y nuez moscada. Una vez que está cocida la tortilla se colocan en el centro las flores y se doblan en tres partes.

Jalea de *rosas* y manzana

Ingredientes: 1 Kg de manzanas rojas sin pelar cortadas en cuatro partes, 8 tazas de pétalos de rosa, 6 tazas de agua, el jugo de 1 limón, 2 tazas de azúcar.

Se colocan las manzanas, las rosas y el jugo de limón en una olla y se cocinan a fuego mediano durante cuarenta y cinco minutos hasta que las manzanas estén blandas. Colocar todo sobre una gasa, y colgarlo sobre un recipiente unas 12 horas para extraer el líquido. Se mide el líquido agregando 2 cucharadas de azúcar por cada 2 tazas. Luego se hierve a temperatura mediana durante 15 minutos. Se vierte en frascos de vidrio esterilizados retirando la espuma con una cuchara. Cuando la jalea este fría se tapan los recipientes cuidando que las roscas estén bien limpias y que el envasado resulte hermético.

Violetas azucaradas
Ingredientes: Violetas, clara de 1 huevo, azúcar moreno

Se pintan las flores con clara de huevo y se cubren con azúcar común. Luego se dejan en un lugar seco y ventilado durante 24 horas. Esta golosina se puede consumir inmediatamente o se puede conservar en un frasco con tapa hermética.

Flores de *calabaza* rellenas
Ingredientes: flores de calabaza, espinacas, 1 huevo, aceitunas, queso rallado, sal, pimienta, hierbas aromáticas, manteca, caldo vegetal, jugo de tomate.

Por la mañana se recogen las flores masculinas (son las que carecen del pequeño fruto en la base) y se les quita el pistilo. Es importante recolectar las flores por la mañana ya que durante el curso del día se cierran y mueren. Al margen de ello, se preparan espinacas cocidas y un huevo duro. Se los pica bien y se le agrega aceitunas en trozos, queso rallado, sal, pimienta y hierbas aromáticas a gusto.
Con esta mezcla se rellenan las flores de calabaza formando pequeños envoltorios. A continuación se colocan en una fuente cubierta con un poco de aceite. Se le echa trocitos de manteca y un chorro de caldo vegetal. Se hornea durante treinta minutos a fuego moderado y una vez que se retira puede rociarse con concentrado de tomate.

Bebidas y postres

Cóctel romance verdadero con *rosas*
Ingredientes: 50 mls de vermú, 25 mls de ginebra, 10 mls de sirope de violeta

Rellenar un vaso de mezcla con hielo
Añadir el vermú. Añadir la ginebra. Añadir el sirope.
Agitar para diluir.
Derramar adecuadamente en el vaso.
Adornar con pétalos de rosa comestibles.

Vermú clásico con *flores*
Ingredientes: Hielo, 10 mls de vermú, 50 mls de vodka, flor de limón.

Colocar una cuchara con hielo en un vaso de vermú y dejarlo que enfríe.
En un vaso de mezcla, colocar una cuchara grande de hielo. Añadir el vermú y mezclar.
Añadir el vodka para que se enfríe y se diluya la mezcla.
Después, vaciar el vaso de vermú.
Derramar la bebida en el vaso de vermú
Dejar flotando la flor del limón.

Gelatina de *pensamientos*
Ingredientes: 5 limones, 6 hojas de cola de pescado, 150 grs. de azúcar, 1 puñado de pensamientos.

Pelar los limones y calentar las cáscaras en algo menos de 1/2 litro de agua al que habremos añadido el azúcar.

No dejar hervir, y cuando esté caliente separar del fuego y dejar en reposo durante 15 min. Después colar.

Poner en remojo la cola de pescado en agua fría, y cuando esté a punto, estrujar y añadirla al líquido caliente, esperando que se disuelva completamente. Echar el zumo de los limones.

Tener forrado y mojado en agua fría un molde con el puñado de pensamientos. Echar la gelatina y meterlo en la nevera. Algunas horas después, volcar en una fuente y servir.

Helado de *jazmín*

Ingredientes: 1 puñado de flores jazmín, 1/2 litro de nata, 300 grs. de azúcar

Poner las flores de jazmín en un cuenco y verter encima la nata hirviendo y el azúcar. Dejar así 75 minutos y después colarlo.

Poner esto en el congelador y servir, decorando con flores frescas.

Helado de *malva* merengado

Ingredientes: 1/4 litro de agua, 1 puñado de flores de malva, 100 grs. de azúcar, 1 cucharadita de zumo de limón, 3 claras de huevo, 100 grs. de queso fresco suave, 1 ó 2 kiwis, 50 grs. de frambuesas frescas o congeladas.

Cocer las flores de malva en agua 5 minutos a fuego fuerte y sin tapar. Dejar reposar tapado 10 minutos, colarlo y mezclarlo con el azúcar y el zumo de limón removiendo hasta que se deslíe el azúcar.

Batir el queso fresco troceado, con un poco más de la mitad del jarabe de malva, utilizando las varillas.

Calentar un poco la mezcla a fuego suave hasta que el queso se haya fundido. Enfriar.

Enfriar el resto del jarabe de malva.

Batir las claras a punto de nieve y añadir poco a poco el resto del jarabe de malva (el que no tiene queso) hasta que se forme una espuma.

Añadir la masa de queso (puede estar aún templada) y mezclarla bien con las claras.

Verter la mezcla en un recipiente de plástico de 1,2 litros de capacidad y congelar unas 7-9 horas a -18° C.

Pelar los kiwis y cortarlos en rodajas. Limpiar las frambuesas.

Formar unas bolas con el helado, servirlo en platos y adornado con las rodajas de kiwi y las frambuesas.

Helado de *manzanilla*

Ingredientes: 2 y 1/2 decilitros de nata líquida, 8 yemas de huevo, 250 grs. de azúcar, 1 decilitro de agua.

Infusión: 15 grs. de flores de manzanilla, 2 decilitros de agua.

Preparar una infusión con la manzanilla y 2 decilitros de agua; dejar enfriar.

Preparar el almíbar hirviendo el azúcar con 1 decilitro de agua durante 5 minutos.

Batir las yemas de huevo, añadir poco a poco y batiendo el almíbar.

Incorporarle la infusión de manzanilla colada, removiendo bien.

Agregar la nata batida, primero una pequeña cantidad y luego el resto de la nata con cuidado.

Verter en un molde, tapar y entrar en el congelador un mínimo de 6 horas.

Formar bolas con el aparato especial y servir.

Helado de flores de *lavanda*

Ingredientes: 1 puñado de flores de lavanda, 2 tazas de nata líquida, 1/2 taza de miel, 4 huevos

Mezclar las yemas de los huevos con la nata y la miel.
Cocer esta crema al baño maría hasta que se espese.
Añadir las flores de lavanda.
Mezclar y verter la crema en el congelador, batiéndolo un par de veces mientras se hace.

Jalea de *rosas* y manzana

Ingredientes: 1 Kg de manzanas rojas sin pelar cortadas en cuatro partes, 8 tazas de pétalos de rosa, 6 tazas de agua, el jugo de 1 limón, 2 tazas de azúcar.

Se colocan las manzanas, las rosas y el jugo de limón en una olla y se cocinan a fuego mediano durante cuarenta y cinco minutos hasta que las manzanas estén blandas. Colocar todo sobre una gasa, y colgarlo sobre un recipiente unas 12 horas para extraer el líquido. Se mide el líquido agregando 2 cucharadas de azúcar por cada 2 tazas. Luego se hierve a temperatura mediana durante 15 minutos. Se vierte en frascos de vidrio esterilizados retirando la espuma con una cuchara. Cuando la jalea esté fría se tapan los recipientes cuidando que las roscas estén bien limpias y que el envasado resulte hermético.

Violetas azucaradas

Ingredientes: violetas, una clara de huevo, azúcar.

Se pintan las flores con clara de huevo y se cubren con azúcar común. Luego se dejan en un lugar seco y ventilado durante 24 horas. Esta golosina se puede consumir inmediatamente o se puede conservar en un frasco con tapa hermética.

Helado de miel y *lavanda*
Ingredientes: 1 puñado de flores de lavanda, 2 tazas de nata líquida, 1/2 taza de miel, 4 huevos

Mezclar las yemas de los huevos con la nata y la miel. Cocer esta crema al baño maría hasta que se espese. Añadir las flores de lavanda.
Mezclar y verter la crema en el congelador, batiéndolo un par de veces mientras se hace.

Bebidas con *rosas*

Recolección y preparación de los pétalos de rosa:
Antes de utilizar los pétalos hay que arrancarlos de la rosa. Conviene eliminar la parte blanca de la base de los pétalos porque el gusto es amargo. Pasamos un pincel por encima para eliminar cualquier tipo de elemento extraño. Muchas rosas son comestibles, las variedades antiguas son ideales porque conservan el color y el perfume, aunque si tienes alguna rosa preferida de la cual ignora el nombre pero le gusta su perfume y no está tratada con productos fitosanitarios agresivos, puede utilizarla para cocinar sin ningún problema.

Kir royal de *rosas*
Ingredientes para 8 copas: 1 dl de licor de rosas, 1 botella de cava bien frío, 16 pétalos de rosas olorosos.

Repartir el licor de rosas en las copas.
Rellenar de cava y adornar con los pétalos de rosa.

Kir simple de *rosas*

Ingredientes para 8 copas: 1 dl de licor de rosas, 1 botella de vino blanco seco muy frío, 16 pétalos de rosas olorosos.

Repartir el licor de rosas en las copas.
Rellenar de vino blanco seco y adornar con los pétalos de rosa.

Kir tradicional

1 parte de crema de grosella.
9 partes de cava.

Preparación del licor de *rosas*

Ingredientes: 60 gr de pétalos de rosa (aprox. 20 rosas perfumadas), 7 dl de ron blanco, 70 gr de azúcar normal, 80 gr de azúcar blanco, 1 ó 2 gotas de aceite esencial de rosas biológicas.

Poner los pétalos de rosa, el ron, el azúcar, el azúcar y el aceite esencial de rosas en un bote de cristal que se pueda cerrar herméticamente. Dejar macerar durante 6 u 8 semanas en un ambiente fresco y protegido de la luz. Agitar de tiempo en tiempo.
Pasar el licor a través de un colador de algodón o un filtro de café de papel.
Ponerlo en una botella para servir.

Jazmín dulce

Ingredientes: Un puñado de flores de jazmín cogidas a ser posible del jardín por la mañana. No echar muchas pues podrían dar demasiado aroma al helado. Medio litro de nata, un puñado de azúcar de caña, entre 100 y 300 gramos según gustos.

Poner las flores de jazmín en un cazo y verter sobre ellas la nata hirviendo y el azúcar. Dejarlo así hasta que se enfríe y después colarlo.

Poner la mezcla en el congelador y servirlo decorado con flores de jazmín frescas.

Tarta de flores de *calabacín*
Ingredientes: 2 calabacines, 2 huevos, un tarro de nata liquida ligera, 20 gr. de sémola, 30 gr. de queso parmesano, 1/2 cáscara de nuez moscada, sal, pimienta, flores.

Precalentar el horno a 200°C. Cortar los calabacines en daditos.

Poner 25 cl de agua a hervir con un poco de sal, de pimienta y de nuez moscada.

Añadir los calabacines en la cacerola y dejar hervir durante 2 minutos. Añadir la sémola, y dejar hervir un minuto sin dejar de mover. Retirar del fuego.

En un bol, batir los huevos, la crema y el parmesano. Salpimentar.

Añadir la preparación en el molde de la pizza y meterlo en el horno durante 30 minutos.

Esto mismo se puede hacer poniendo encima de la masa rodajas de tomate y encima anchoas y las flores, y después al horno.

Refresco de frutas rojas y flores de *malva y lavanda*
Ingredientes: 125 gr. de fresas del bosque, 250 gr. de fresas, 125 gr. de frambuesas.

Para la infusión de flores:
6 gr. de lavanda (2 ó 3 cucharadas), 30 gr. de flores de malvas secas (3 cucharadas), 1 litro de agua mineral, 40 gr. de gelatina, 150 gr. de azúcar glas.

Para el sirope de pétalos de rosa:

25 cl. de agua mineral, 40 gr. de azúcar, 4 gr. de fécula, 30 gr. de sirope de rosas, 8 gr. de pétalos (25 pétalos aprox.) de rosas (rojas, rosas, amarillas...)
Esta receta necesita un tiempo de refrigeración de 1 hora.

Para el sirope de flor de malva:
Cocer 1/2 litro de agua. Diluir 75 gr. de azúcar.
Mezclar con 20 gr. de gelatina con la ayuda de unas varillas. Una vez fuera del fuego, hacer una infusión con las flores de malva secas. Dejar enfriar.
Proceder de la misma manera para el sirope y la infusión de lavanda.

Para el sirope de pétalos de rosas:
Cocer 25 cl. de agua con 40 gr. de azúcar y mezclarlo con la fécula diluida en un poco de agua. Mezclar con las varillas.
Dejar enfriar y mezclar con el sirope de rosas. Cortar muy finos los pétalos de rosas. Añadirlas al sirope.
Dejar enfriar.

Durante ese tiempo, preparar las fresas: lavarlas, quitarles los rabitos y cortarlas en tres o cuatro trozos. Colocarlas en un vaso o una copa. Verter encima el sirope de la flor elegida.
Proceder de la misma manera con las fresas del bosque, que se dejarán enteras en el vaso, regadas con el sirope de lavanda.
En cuanto a las frambuesas, recubrirlas con el sirope de pétalos de rosa.
Consejos: Estos refrescos de frutas pueden servirse acompañados de una bola de helado de vainilla

Flores de *acacia* con miel de azahar

Ingredientes: 20 racimos de flores de acacia, 1 litro de leche, 1 cerveza, 100grs de miel de azahar, 2 huevos.

Colocamos las flores en una fuente con leche y dejamos que se emborrachen durante un par de horas en la nevera.

La miel debe estar algo líquida, lo que se consigue calentándola, pero también se puede licuar un poco más añadiéndole un poco de agua de azahar, o un poco de aguardiente de orujo. Conviene probar la mezcla porque son sabores muy peculiares que no siempre gustan.

En un bol preparamos la pasta de los buñuelos mezclando dos cucharadas de harina con medio vasito de leche, una pizca de sal y un poco de mantequilla fundida. Cuando obtengamos una masa bien lisa, añadimos la cerveza poco a poco hasta lograr una crema ligera, algo líquida pero untuosa. Levantamos las claras de huevo y las unimos a la crema.

Al momento de servir se escurren bien las flores, se espolvorean con un poco de azúcar, se sumergen en la masa y se van friendo en abundante aceite bien caliente. Cuando empiezan a dorar, se sacan, se escurren bien sobre papel absorbente, y antes de que se enfríen se sacan sobre una bandeja en cuyo fondo habremos hecho una filigrana con la miel.

Azúcar aromatizada con *lavanda*

Aromatizar el azúcar con 2-3 panículos de lavanda, que se cubrirán con azúcar, dejando reposar en el azucarero durante 3 semanas. Luego se extraen los panículos y el azúcar estará listo para saborizar postres, bebidas calientes, cócteles, etc.

También se puede aromatizar el azúcar con los pétalos de otras flores o hierbas, como por ejemplo: violetas, rosas, menta... En estos casos se recomiendan utilizar 60g de pétalos. Se colocan en una bolsita de gasa en un recipiente con 200g de azúcar, dejándolos reposar en un lugar templado durante 1-2 semanas. Antes de utilizar el azúcar hay que extraer la bolsita con los pétalos.

Azúcar de *rosas*

Ingredientes: 50g pétalos de rosa secos, 150g de azúcar aromatizada con vainilla.

Mezclar los pétalos de rosa secos con el azúcar y procesarlos o machacarlos. No se deben secar bruscamente los pétalos, sino disponerlos sobre un repasador o papel absorbente a la sombra durante 2-3 días. Se puede guardar el azúcar de rosas en un frasco o recipiente hermético y utilizar el azúcar para espolvorear tortas, tartas, galletitas, bombones y postres.

Buñuelitos de flor de *saúco*

Ingredientes: 12 flores de saúco, 2 huevos, 2 cucharadas de agua mineral, 1 cucharada de azúcar, 4 cucharadas de harina, una pizca de levadura, 2-3 cucharadas de leche, 100g de margarina, azúcar.

Batir huevos con agua mineral. Mezclar azúcar con polvo de hornear, harina y leche, y agregar a la mezcla anterior hasta obtener una masa no muy espesa. Lavar las flores con cuidado, dejar escurrir. Introducirlas en la masa y freírlas en aceite caliente. Colocar las flores sobre papel absorbente y servirlas aún calientes espolvoreadas con azúcar impalpable.

Congelado de flores

De esta manera se conservan tanto flores (preferentemente pimpollos) como hierbas muy sencilla y rápidamente. Debe tratarse de flores muy frescas, que se enjuagarán con agua fría y secarán suavemente con papel absorbente. Colocar los pimpollos sobre una bandeja, bien alejados unos de otros y llevarlos al congelador. Pasarlos luego a bolsas de polietileno etiquetadas.

Otra opción: Las flores congeladas con agua en cubitos de hielo le dan un toque sumamente original a bebidas con o sin alcohol. Se utilizan violetas, pimpollos de rosas, margaritas silvestres, así como flores de azahar, cerezo, peral y manzano. Las ideales son las violetas, pues transmiten su aroma.

Creme brulée con *violetas*

Ingredientes: 150cc de leche entera, 150cc de crema doble, un poco de vainilla, 3 yemas, 50g azúcar, 2 cucharadas de azúcar morena, 2 cucharadas de violetas, 2 cucharaditas de violetas glaseadas, 4 moldecitos para horno.

Calentar leche con crema doble, la vainilla y las violetas a 80°C, dejándolas reposar 20 minutos y tamizándolas luego. Añadir yemas mezcladas con 50g azúcar y remover suavemente. Verter en los moldecitos, que se colocarán en el horno (precalentado a 140°C) a baño maría durante 20 minutos. Espolvorear ½ cucharadita de azúcar morena sobre la crema caliente y dejarla acaramelar en el horno aún caliente. Decorar con violetas glaseadas y servir inmediatamente.

Preparación de las violetas glaseadas: Lavar 2-3 puñados de flores y secarlas con papel de cocina. Hervir 500g azúcar impalpable y 1 taza de agua aproximadamente 1 minuto a 120°C. Dejar entibiar e ir colocando las flores una a una; hervir brevemente. Extraer luego las flores con un tenedor, colocarlas sobre papel film, dejarlas enfriar y girarlas por lo menos una vez. Una vez secas se guardar en un recipiente hermético.

Jalea de rosas
Ingredientes: 15 rosas, 1/4 lt vino tinto, 3/4 lt agua, jugo de 4 limones, 2 trozos pequeños de jengibre, 1kg azúcar + 1g pectina.

Lavar pétalos cuidadosamente con agua fría, dejar escurrir, colocar en fuente grande. Agregar vino, agua, jugo limón y jengibre. Tapar y dejar reposar toda la noche. Calentar luego hasta que rompa el hervor y colar. Mezclar el líquido con azúcar y pectina, hervir 4 minutos sin dejar de revolver. Verter en frascos y cerrar inmediatamente.

Melaza de flores de *saúco*
Ingredientes: 10-12 ramilletes de flores de saúco, 4 limones, 1/4 lt vinagre de manzana, 1½ kg azúcar + ½g pectina.

Agitar los ramilletes (evitar lavarlos, de ser posible) o sumergirlos muy brevemente en agua. Cortar limones en rodajas. Verter 1 litro de agua sobre las flores de saúco y rodajas de limón, tapar y dejar reposar 5-6 días en un lugar fresco. Filtrar y mezclar el líquido con vinagre de manzana, azúcar y pectina. Cocinar a fuego lento hasta que espese, verter a botellas y cerrarlas.

Suspiro de *violetas*

Para 8 porciones: gelatina sin sabor, 1/4 taza de agua, 2 tazas de champán, 2 cucharadas de azúcar, 1 taza de violetas, 1 cucharada de jerez, 250g de paté.

Disolver gelatina según instrucciones del envase. Mezclar champán con azúcar. Verter gelatina por capas en un molde rectangular, acomodando las violetas. Incorporar jerez al paté, cuando haya cuajado, y distribuir en el molde. Llevar al refrigerador. Desmoldar posteriormente (la gelatina con las violetas debe quedar arriba), decorar con un ramito de flores y hojas de violetas.

Violetas garapiñadas o glaseadas

Verter 1/8 litro de agua en una ollita, agregar 300g azúcar y hervir hasta disolver el azúcar. Añadir 50 violetas (u otras flores), dejándolas reposar durante la noche en el almíbar. Extraerlas posteriormente, escurrirlas sobre papel absorbente y dejarlas reposar hasta que hayan quedado rígidas. Envolverlas cuidadosamente en papel celofán.

Néctar de *diente de león*

Ingredientes: 300g de flores de diente de león (aprox. 4-5 puñados), 1 litro de agua, 1 kg de azúcar, 1 limón pequeño.

Colocar las flores en una olla con agua y dejar que rompa el hervor a fuego moderado. Retirar del fuego y cubrir inmediatamente con papel pergamino y atar. Dejar reposar 10-12 horas, colar posteriormente y prensar las flores para aprovechar el líquido. Filtrar el jugo y espesarlo a continuación con azúcar y rodajas de limón a fuego moderado hasta lograr la consistencia adecuada, para lo cual se tendrá que repetir la operación 2-3 veces, dejando enfriar el néctar entre una y otra. Embotellar.

Mermelada de pétalos de *rosa*

Ingredientes: 300 gr. de pétalos de rosas rojas, 1 taza de azúcar, 2 limones, 1/2 taza de agua, 3 cucharadas de agua de rosas.

Para quitarle a los pétalos su amargor se le debe cortar la base que les sirve de articulación.

Poner juntos a macerar en un recipiente los pétalos de rosas, el zumo de un limón y el azúcar. Añadir luego el agua y llevar el recipiente al fuego durante unos 45 minutos para que los pétalos queden confitados. Agregar el zumo del otro limón y dejar hervir muy lentamente antes de sacar el recipiente del fuego. Fuera del fuego, verter el agua de rosas.

Se puede utilizar esta mermelada para acompañar un helado de vainilla como postre en alguna ocasión especial.

Mantequilla de *flores*

Ingredientes: Dos puñados de flores de trébol, 150 gramos de mantequilla.

En un recipiente, se tritura bien la mantequilla con las flores hasta obtener una masa bien mezclada.

Untar y comer.

Helado de *gladiolos* frescos

Ingredientes: Gladiolos de varios colores, 1 lechuga, aceite, vinagre, sal y pimienta.

Prepárela como una ensalada normal, mezclando bien la lechuga, el aceite, vinagre, la sal y la pimienta. Luego se añaden las flores y listo.

Helado de *jazmín*
Ingredientes: Un puñado de flores de jazmín, 1/2 litro de nata, 300 gramos de azúcar.

Vierta la nata hirviendo y el azúcar sobre un vaso de madera o barro ancho, en el que previamente se han introducido las flores. Se deja remojar aproximadamente 75 minutos y luego se cuela. El resultado se introduce en el congelador. Se sirve, preferiblemente, decorándolo con flores frescas

Mermelada de pétalos de *rosa*
Ingredientes: 1/2 kg de pétalos de rosas, 1/2 kg de azúcar, zumo de limón

Cocer todos los ingredientes a fuego lento durante media hora. Luego otra media hora en la olla presión. Y finalmente se vierte la mermelada en tarros de cristal.

Helado perfumado de *lavanda*
Ingredientes: 15 ramas de lavanda, 1 Kg. de crema, ½ L de leche, 10 yemas de huevo de gallina u 8 de pato, 1 taza de azúcar.

Poner en una cacerola con leche las ramitas de lavanda al fuego.
Al romper el hervor hay que retirar del fuego, tapar y dejar reposar una hora.
Aparte, hay que batir las yemas con el azúcar. Una vez que está bien batido se coloca al baño maría hasta que esté espumoso y clarito.

Luego hay que agregar la infusión de lavanda a las yemas batiendo constantemente.

La última parte de la cocción es ponerlo al baño maría a fuego lento y revolver continuamente con una cuchara de madera hasta que espese. No debe hervir. Retirarlo del fuego para que se enfríe.

Por último, agregar la crema y colocar en la heladera. Dejarlo reposar hasta que tome la consistencia adecuada.

Pétalos de flores confitados

Ingredientes: 100 gramos de claras, 10 gramos de azúcar molido, 1 gramo de hoja de gelatina remojada, pétalos de flores (rosas, violetas...)

Pondremos la gelatina en remojo en agua fría durante 8 minutos. La sacaremos del agua y secaremos con un paño o papel de manos. La ponemos a fundir en un cazo en el fuego, pero la temperatura tiene que ser muy suave. En unos segundos se habrá fundido, nunca tiene que llegar a hervir. Batimos ligeramente el azúcar y las claras y añadimos la gelatina fundida. Mezclamos.

Lavaremos con un paño húmedo con mucha delicadeza los pétalos de flores y con un pincel le damos por las dos caras una capa muy fina con la mezcla de claras, azúcar y gelatina. Rebozamos con azúcar en grano y los ponemos a secar durante 24 horas en un horno a una temperatura de unos 40 grados.

Utilizarlas para adornar postres o para tomar con una copita de champán.

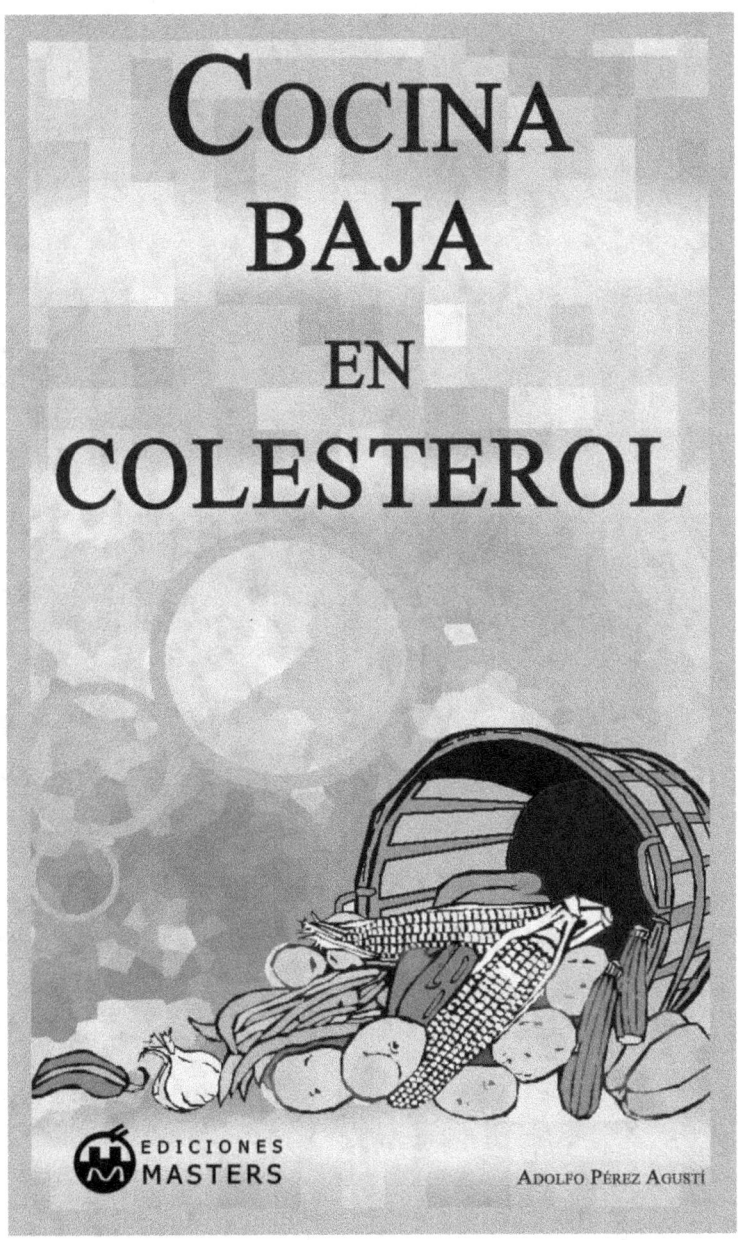

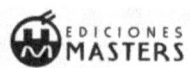

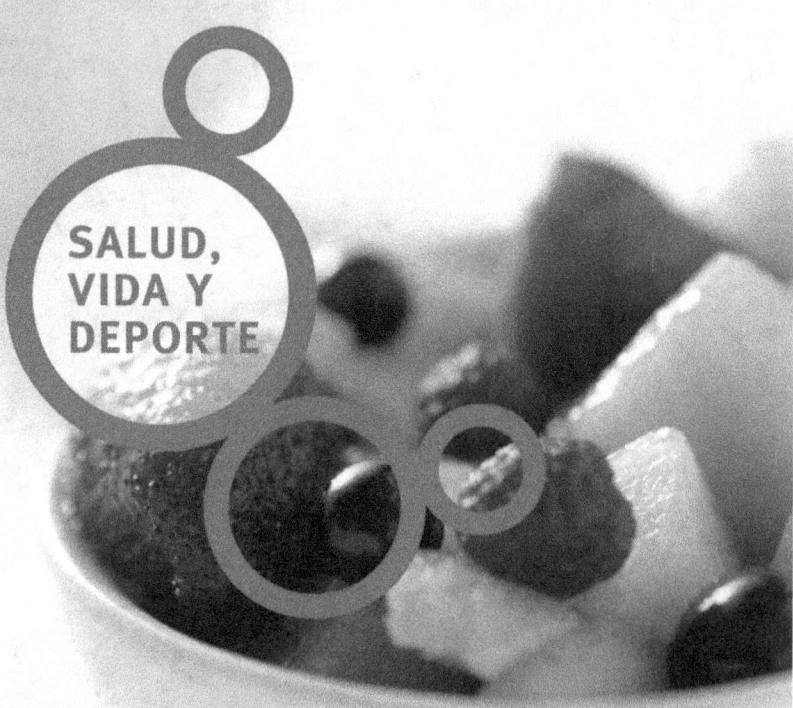

SALUD,
VIDA Y
DEPORTE

Cocina para enamorados

RECETAS Y CONSEJOS AFRODISÍACOS

ADOLFO PÉREZ AGUSTÍ

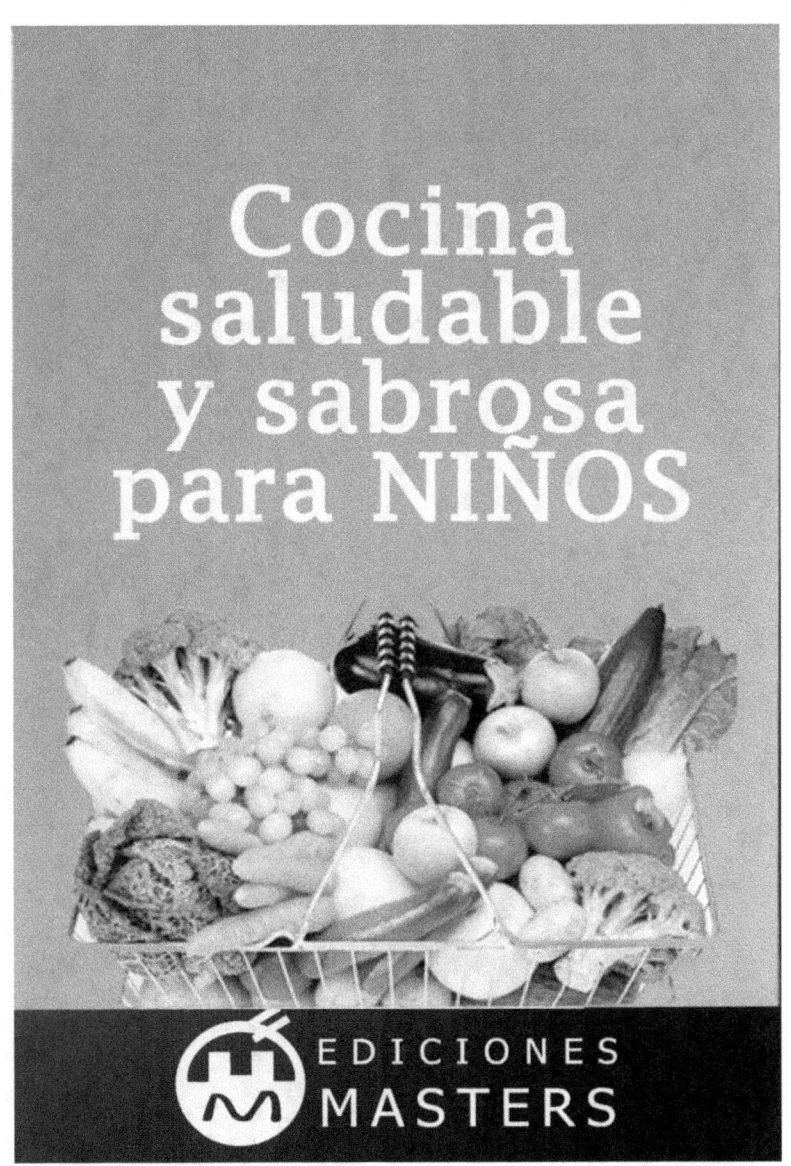

Cocina
saludable
y sabrosa
para NIÑOS

EDICIONES
MASTERS

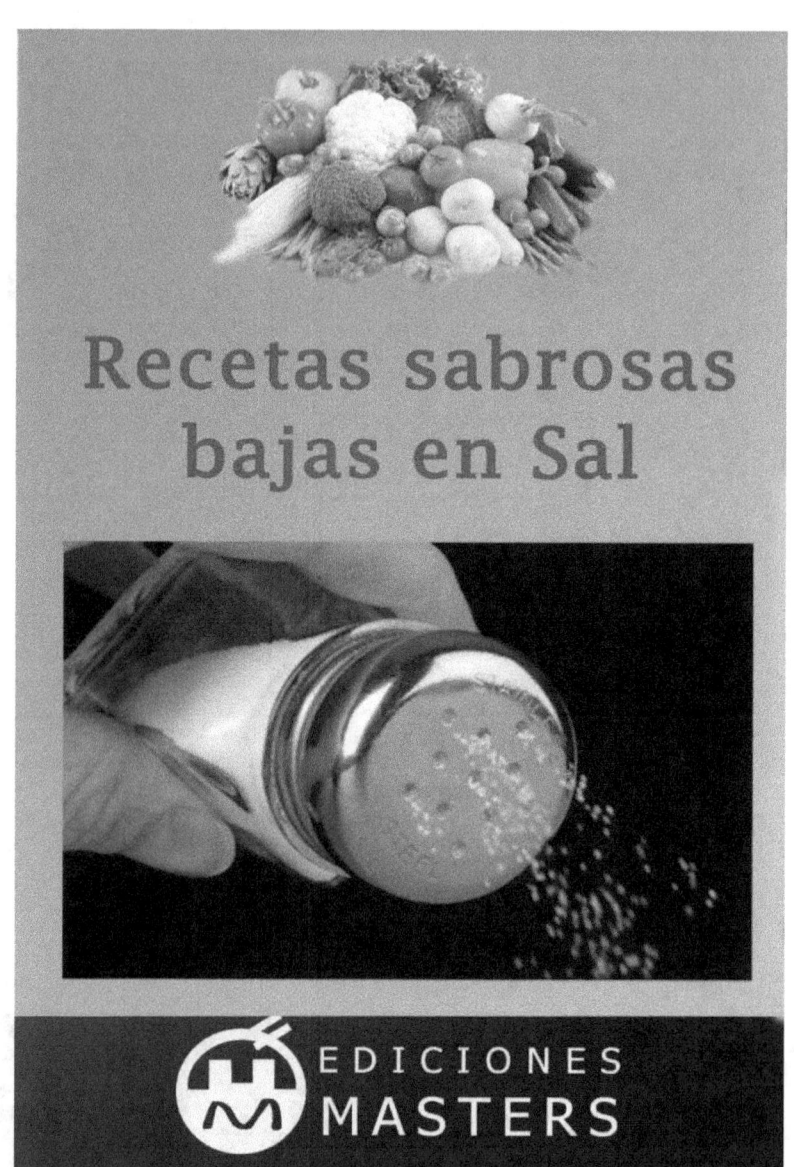

Recetas sabrosas bajas en Sal

EDICIONES MASTERS

www.ingramcontent.com/pod-product-compliance
Lightning Source LLC
Chambersburg PA
CBHW072248310526
45795CB00011B/396